音楽療法士のための「介護予防」実践BOOK

歌うことが口腔[こうくう]ケアになる

科学的エビデンスに基づく歌唱リハビリ

歯科医師・神奈川リハビリテーション病院歯科口腔外科部長
日本音楽療法学会認定音楽療法士
Kouya Itaru
甲谷 至

付録
効果を判定できる「評価法」リスト

あおぞら音楽社

口腔ケアという予防医療に音楽療法の出番がある
——序にかえて

「目は心の窓」。

よく言われる比喩ですね。人とのコミュニケーションにおいて「目」は重要です。しかし「口」を専門とする歯科医である私は、次のように言いたいと思います。

「口は心の表玄関」。

どうでしょうか。玄関は、家の中と外をつなぎます。口は、自分の心と人間社会をつなぎます。生物学的にも人は、口によって外界と通じ、生きています。「口は禍いのもと（門）」とか、うっかり「口を滑べらす」というように、心の中を隠し立てなく反映するのも口ですし、「口をきく」とか「口添えをする」、「〜の口がかかる」というように、社会の中で人と人とをつなぎ、関係を作るパイプ役であるのも口です。また、「序の口」、「口火を切る」というように、初めて道を拓くスターターの象徴でもあります。

一方、「病は口より入る」というように、病気もまた口から侵入するので慎重に管理しなければいけません。このように口は、社会生活、精神・身体の健康生活のすべてにおいて要所となるロータリーであり、清濁さまざまなものが活発に通行する生ける通用門でもあります。

*

では、口と音楽の関係はいかがでしょう？

声楽家にとって口は、楽器です。よく響く共鳴体を作るべく口を鍛えるわけです。口の繊細な動きによって美しく豊かな歌声が生まれます。歌の指導者はよく「大きな口を開けて歌いましょう」、「歌詞ははっきり発音しましょう」、「表情豊かに歌いましょう」と言います。口の動きや表情は、美しい歌声を作るだけでなく、聞き手を説得する表現力や印象を生み出すモトですからね。

何よりも音楽療法士は、セッションの中で歌を歌います。話し、歌うことが、職務の大半を占めているように、音楽療法士が最もひんぱんに使う器官は「口」です。対象者はその口元の動きを見て、話の内容を補足理解したり、口の表情から受ける印象で音楽療法士に好感を持ったりし、その結果、口を使って言葉を返し、歌ってくれることになるのです。「口」は会話でも音楽でも、コミュニケーションを立ち上げる器官と言えます。

「口は目以上にモノを言い」。当然と言えば当然ですね。

音楽療法士として、対象者の前で話し、歌う時、相手に伝わりやすく相手を安心させる表情を心がけることは義務でしょう。例えば「口の表情」、「清潔な歯」、「明瞭な発音」、「豊かな発声」、「安定した呼吸」は、人前に立つ際の５大チェック項目と言えます。アナウンサーや歌手が発音や発声訓練とともに、常に口の表情と歯の手入れを怠らないのと同じです。「口」は音楽療法士にとって、ピアノやギターと同じ仕事道具（ミュージックツール）と言えます。一方、前述の「病は口から入る」ということも

あるように、歌を使ったセッションを行う以上は、自分の口の健康管理をしっかりした上で、対象者のみなさんの口の健康にも配慮すべきです。

以上のようなさまざまな口の機能を見直し、**精神的にも、身体的にも、社会的にも、音楽的にも、口が要となっている**ことを再認識して音楽療法にさらに活かしていきましょうということを、本書で提案しております。

＊

さて、このように音楽療法と「口」との関係性が必然的なものとして浮き彫りになってきた背景には、2006年4月から実施された改正介護保険法があります。

ご存知の通り、今回の改正のポイントは、「予防重視型の制度」としてすべての高齢者を視野に入れた点です。寝たきりにならないための「予防」の具体的施策に掲げられたのが、**①運動器の機能向上　②栄養状態の改善　③口腔機能の向上（口腔ケア）という3大柱**（生活機能の低下防止を目的とする「新予防給付」におけるサービスより）ですが、このトライアングル構造の中にあって、**③の「口」は、他の2項目の前提になる位置づけ**です。歯の手入れや清掃が悪く、口腔機能が低下すると、嚥下力も低下し、食事が十分に取れなくなり、栄養状態が低下し、さらに筋肉が衰え運動器の機能も低下します。そのため転倒や寝たきりにつながる可能性があると考えられています。寝たきりを予防するには、「口」が出発点になるというわけです。さらに、要介護者の死因のトップである誤嚥性肺炎を予防する要所が「口」であり、**肺炎の罹患は、口腔機能の働きいかんにかかわっている**という重大な根拠を無視するわけにはいきません。

本書は、現在の国の医療の施策の中にあって、音楽療法として医療に貢献できることは何か？という観点から、「音楽療法の技が必要とされる介護予防の領域がここにあり」と考える筆者の実践的試案を紹介しています。

＊

筆者としては、ここにきて改正介護保険法が追い風となって音楽療法の出番が浮上した、まさにどんぴしゃりのタイミングであると考えております。読者のみなさんには、**改正介護保険法・介護予防・口腔ケア・音楽療法**——この4点を有機的につなげてとらえていただき、**根拠をもった音楽療法を提供できる素地が整ってきた**ことを認識していただければ、と切に願います。

そうした点からも本書を、日頃の音楽療法活動のひとつの拠りどころとしていただければありがたく思います。

平成20年　初夏　　横浜の自宅で

CONTENTS

はじめに ……………………………………………………………… 2

ダイジェスト なぜ「歌うことが口腔ケアになる」の？ ……… 6

Part ① 音楽療法士にとって口とは

Q1：美しい歯とは ……………………………………………… 16
Q2：歌う人の若々しさはどこに表われる？ ………………… 17
Q3：笑顔を保つための秘訣は？ ……………………………… 18
Q4：アンチエイジングとは？ ………………………………… 25
Q5：音楽療法士が配慮すべき口の表情とは？ ……………… 26
Q6：表情筋を鍛える体操とは？ ……………………………… 26

Part ② 歯は音楽療法士の仕事道具（ミュージック・ツール）

Q1：歯みがきはなぜ必要なの？ ……………………………… 34
Q2：歯ブラシを選ぶポイントは？ …………………………… 35
Q3：歯ブラシを取り替える時期は？ ………………………… 36
Q4：電動歯ブラシはみがけるか？ …………………………… 37
Q5：歯ブラシ以外の清掃器具は？ …………………………… 38
Q6：歯みがき剤は必要？ ……………………………………… 39
Q7：洗口剤は必要？ …………………………………………… 41
Q8：要介護者の歯みがきは？ ………………………………… 42
Q9：簡単にできる口腔ケア …………………………………… 43

Part ③ 歌からわかる口の健康

Q1：音楽療法の対象者の口の中 ……………………………… 46
Q2：虫歯の予防法は？ ………………………………………… 46
Q3：歯ならびが悪いと歌えない？ …………………………… 47
Q4：奥歯が腫れていると歌えない？ ………………………… 48
Q5：歯を抜いた後は声が変わる？ …………………………… 49
Q6：歯の表面の黒い汚れは？ ………………………………… 50
Q7：口臭がするのは？ ………………………………………… 50
Q8：舌の表面が白いのは？ …………………………………… 52
Q9：口の渇きで歌えないのは？ ……………………………… 52
Q10：歌から口をチェックする ……………………………… 54

Part 4　音楽療法と口腔ケア［改正介護保健法での柱として］

- Q1：口腔ケアって何？ ……………………………………… 56
- Q2：口腔ケアの目的は？具体的内容は？ ………………… 57
- Q3：口腔ケアと改正介護保険法の関係 …………………… 59
- Q4：口腔ケアは誰が行うの？ ……………………………… 63
- Q5：音楽療法士ができる口腔ケア ………………………… 64
- Q6：音楽療法士に歯科の知識は必要？ …………………… 65
- ♪♪　学術研究発表の中での「歌唱」 ……………………… 66

Part 5　嚥下のメカニズム

- Q1：摂食嚥下とは何？ ……………………………………… 68
- Q2：食べ物を飲み込むだけで肺炎になるって本当？ …… 72
- Q3：音楽療法でできる「誤嚥性肺炎」の予防とは？ …… 74
- Q4：音楽療法士の仕事を他職種に説明するには ………… 76
- ♪♪　歌うことの意味と効用 ………………………………… 78

Part 6　歌を使った摂食嚥下リハビリテーション
［バンゲード方式の音楽への応用］

- Q1：むせる人、摂食嚥下障害のある人へ ………………… 80
- Q2：顔にマヒがある人へ …………………………………… 82
- Q3：呼吸機能の悪い人へ …………………………………… 92
- Q4：発音・発声が悪くしゃべりづらい人へ ……………… 97

Part 7　実用・口腔ケア体操

- Q1：「寅さん体操」とは？ ………………………………… 110
- 「花」体操 ……………………………………………………… 118
- 「学生時代」体操 …………………………………………… 122
- 「想い出の渚」体操 ………………………………………… 128
- 「亜麻色の髪の乙女」体操 ………………………………… 132
- 「旅の夜風」体操 …………………………………………… 136

付録　音楽療法の前後に行う「評価」──代表的な方法

- 口腔機能評価表 ……… 142　唾液の湿潤度の測定評価 ……… 149
- 口臭の測定評価 ……… 151　口唇の動きの測定評価 ……… 151
- リコーダー演奏を応用した口腔機能の評価 ……………… 152
- 発音の明瞭度・スピードの測定評価 ……………………… 154

文献 …… 155　　おわりに …… 157

ダイジェスト

なぜ「歌うことが口腔ケアになる」の？

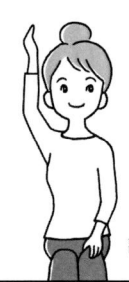
歌って体操が得意の音楽療法士あおいさん

あおいさんは音楽療法士。「大人の音楽教室」の講師を務めるかたわら、シニア世代や元気な高齢者を対象に「童謡・唱歌を楽しむ会」を指導したり、老健や特養など高齢者の施設で定期的に音楽療法のセッションをしています。

◆

先日はデイサービスの利用者さんから、こんな質問を受けました。
　A「歌うことは、高齢者の寝たきり予防になるんだってね」
　B「ホントかい、そりゃ。いいねぇ。好きな歌、歌って元気でいられりゃ…」
　C「誰が言ってんだい？　じゃ、そうするといつも歌を歌うのは、寝たきりにならないですむようにってためなんだね、あおい先生？」

……あおいさんは、音楽療法士のメンツにかけても利用者さんたちの質問に答えようと思ったのですが、言葉が出てきません。
　「次回までにお答えできるように、きちんと調べてきます…(汗)」といってその場をやりすごしたものの、根拠となる理論を知りません。
　実はこうした「歌うことの医学的意味」にかかわることは、以前から、老健の施設長であるドクターや看護師や理学療法士たちからも問われてきたことですが、そのたびにきちんと説明したくてもできませんでした。歌うことによって感情が発散され気分が良くなったり、回想力・記憶力が働くようになったり…というあたりがやっとです。
　「歌うことが寝たきり予防になる」と、言いきることができたらどんなに素晴らしいでしょう。音楽療法士の仲間うちでも、「それが断言できたらいいよね。その医学的根拠を知りたいな」、という話で持ちきりです。
　そして、歌うことが寝たきり予防になる、ということが本当であるならば、音楽の医療への貢献をみんなにきちんと伝えなければいけない、とあおいさんは決意しました。

そこで、あおいさんは、歯科医師で音楽療法士の甲谷先生にSOSを求めることにしました。

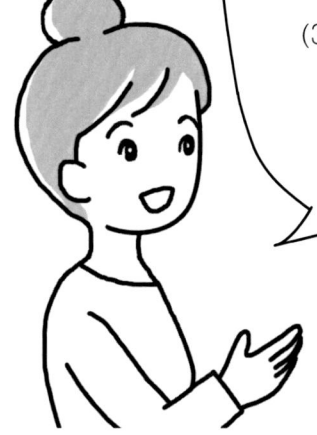

こんにちは！甲谷先生、音楽療法士のあおいで〜す。きょうは3つの質問があります。
(1)「歌うことは高齢者の寝たきり予防につながる」という説がありますが、本当ですか？
(2)「音楽療法において、歌うことの医学的意味」を、他職種にどのように説明すればいいでしょうか？
(3) 歌う時に大きな口を開けず、表情も乏しい人います。ひょっとしたら、つまらないからという理由だけではなく、**口や歯の調子が悪いんじゃないか**とも思われますが、どうなのでしょう？　以上です。

実はこの質問、高齢者の音楽療法をしている人なら誰でもいつも感じていることですね。

よし、わかった。いい質問だ。ひとつずつ解決しよう。
まず、(1) の「歌うことは高齢者の寝たきり予防につながる」。
これは本当だよ。
驚いたかな？　このことは高齢者が元気に生活を送るうえで非常に大切なんだ。良い成果が表われれば、医療費削減にもつながるんだね。

・今のわが国で高齢者の音楽療法を考えるにあたり、「改正介護保険法」制度の目指している方向を無視して進むわけにはいきません。
・では、次に改正介護保険法についてふれましょう。

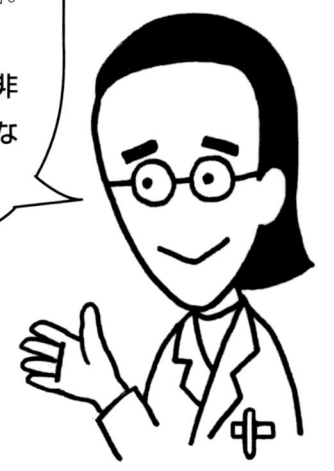

甲谷先生（歯科医師で音楽療法士）

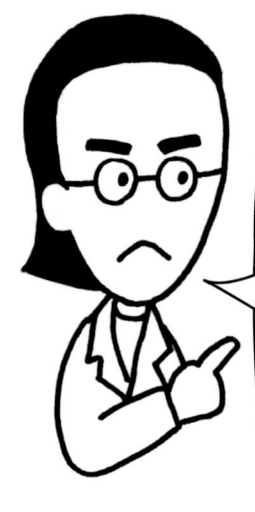

ここはダイジェストだ。かいつまんで説明しよう。
2006年4月から日本のすべての高齢者は改正介護保険法により、現在介護が必要な人と、そうでない人に区分けされたが（本文 p.59）、これは、**現在介護が必要でない人にも、将来介護が必要にならないように今から「介護予防」を始めていきましょうという考え方で作られた制度だ。**
今後は予防がますます大切になるということだ。
ちなみに、あおいさんが歌を指導している元気な高齢者は「健康な高齢者」、デイや特養や老健で音楽療法を行っているお年寄りは「要介護・要支援の認定者」に位置づけられるだろう。

・音楽療法士は、自分が今かかわっている対象者を取り巻く日本の状況および法律制度を最低限知らなくてはいけません。
・この「改正介護保険法」で重要なのは、「要支援1・2の認定者」で新予防給付の対象者、「健康な高齢者」で地域支援事業の対象者の両方の介護サービスの中に「口腔機能の向上」が重要な柱として掲げられたことです。

そうだったんですね。
「童謡・唱歌を楽しむ会」の参加者は大きな声でよく笑い、リクエストも積極的で活発です。一方、デイのお年寄りは比較的元気ですが、日によって個人の体調にも差があり、まとまりづらいです。でも音楽の時間を喜んでくれているようです。ところが老健や特養になると、むずかしいですね。
反応はかなり大人しく、それほど楽しそうな表情もないので、音楽療法をやっても意味がないかなと思ってもいましたが、そんなに単純に言えることではないとわかりました。

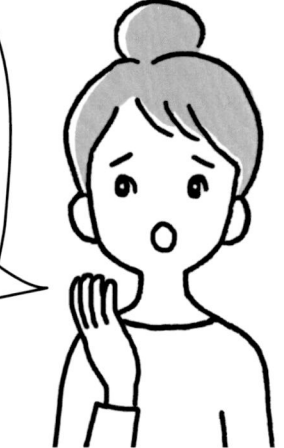

・高齢者が音楽療法で示した反応は、外見だけでは判断がつかないことがあります。対象者が抱えている問題や病気、障害、介護が必要なレベルを併せて考え、その反応を総合的に判断していかなければいけません。
・口や歯の調子が悪いため、口を開けて歌えず、下を向いている対象者も多いものです。

ダイジェスト

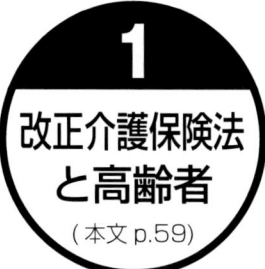

1 改正介護保険法と高齢者
(本文 p.59)

今回の改正介護保険法で日本の
すべての高齢者はこのように
分類されることになった。
現在介護を必要としない人であっても、
将来介護を受ける身にならないための
「介護予防」が呼びかけられ、
必要に応じた介護サービスが
実施されることとなった。

要支援者 1・2 (新予防給付の
対象者) においては、
生活機能の低下防止を目的とする
　①運動器の機能向上
　②栄養状態の改善
　③口腔機能の向上　という3本柱の
体制で進められている。

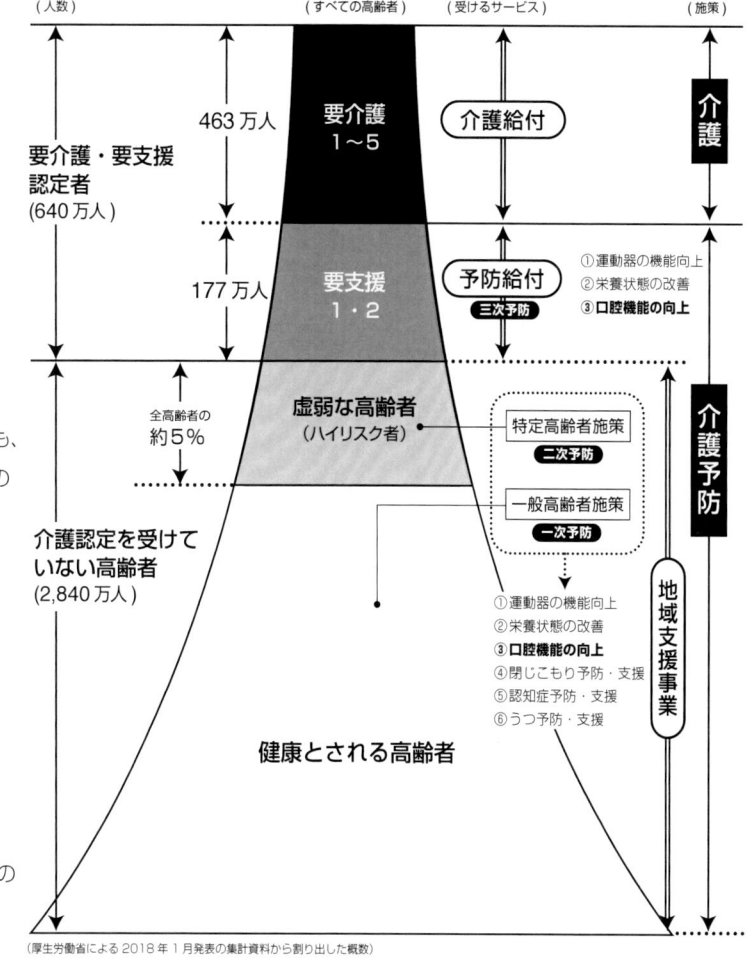

(厚生労働省による 2018 年 1 月発表の集計資料から割り出した概数)

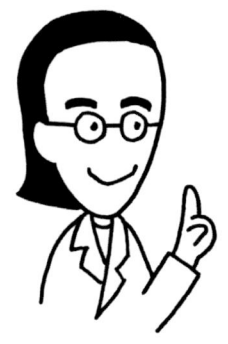

2 新予防給付の3大サービス
(本文 p.62)

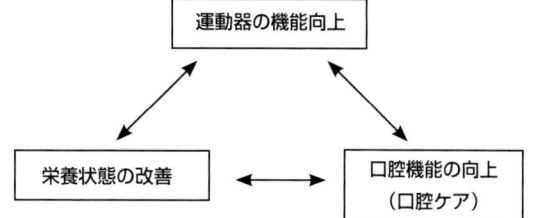

この3つは互いに関係しあっている内容である。
口腔機能が向上してこそ、食事もきちんと摂れ、栄養状態
も良くなり、筋肉や骨などの運動器の機能も向上する。

今回の「介護予防」で最も大切なのは「口腔機能の向上」だ。
これが、**将来寝たきりにならないための、最も基本中の基本
の予防と位置づけられるからだ。**
詳しくは本文 p.62 を読んでほしい。

3 誤嚥性肺炎を予防する
（本文 p.72）

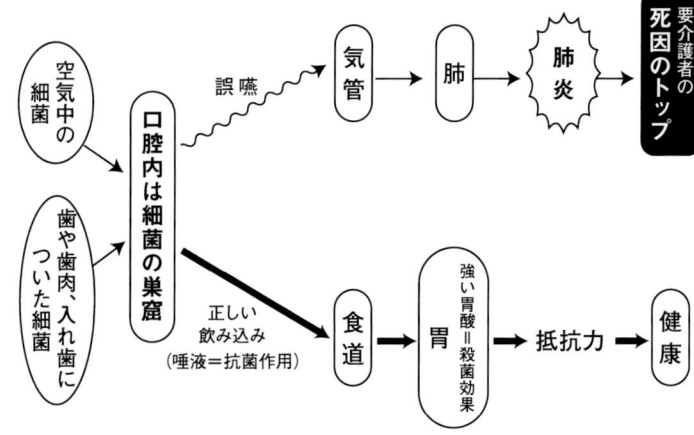

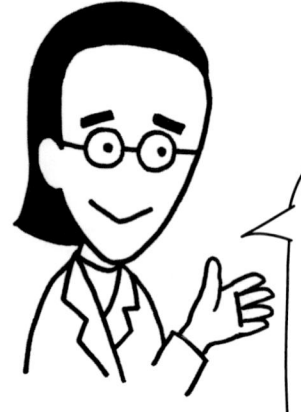

介護予防の中で、「口腔機能の向上」がいかに大事かは強調しすぎることはない。
例えば、**要介護者の直接の死因のトップは「誤嚥性肺炎」**だ。誤嚥が命とりになる。誤嚥がなぜ起こるかは、本文 p.72 で詳しく述べた。**気管に食物や唾液が流れ込まないようにすることが、最大の予防**でありそのためには「口腔機能の向上」すなわち口腔ケアが欠かせない。

・口腔内には外からやってきた細菌のほか、歯みがきが不良なため、虫歯の原因となる細菌もいっぱい住んでいます。

お年寄りで、風邪をひいたわけではないのに、突然発熱し肺炎になって亡くなる方が確かにとても多いのですね。なぜ肺炎なのか、と不思議に思っていましたが…。
誤嚥が原因なのですね。

・普通の健康な人なら咳をして、気管に流れ込まないよう防御反応が働きますが高齢になると咳をする力もなくなってしまい、気管に入ってしまうのです。

ダイジェスト

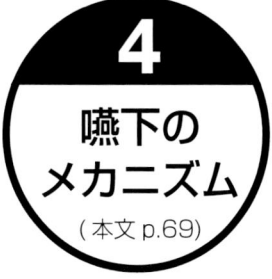

4 嚥下のメカニズム
(本文 p.69)

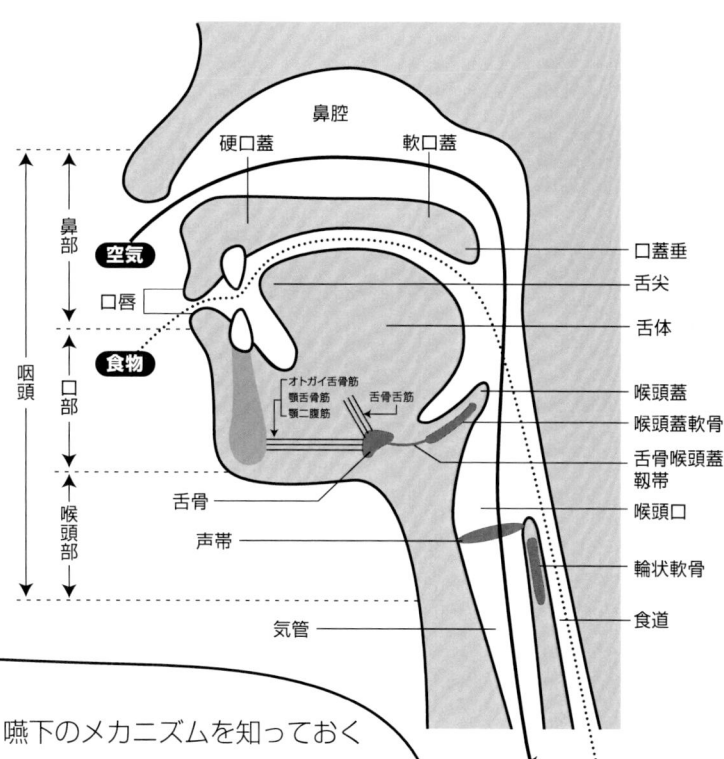

誤嚥を予防するためには、嚥下のメカニズムを知っておく必要がある。(本文 68〜71)
ここで重要なのは、舌と下あごを鍛えることだ。ここの筋肉が靱帯を介して「喉頭蓋」というふたの働きを良くするからだ。ここは非常に大事だから本文を読んでほしい。

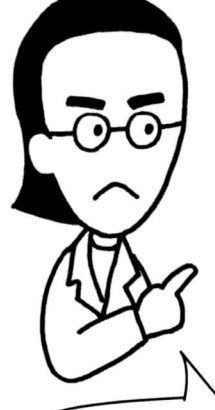

わかりました！ 舌と下あごを鍛える。それは、イコール**「歌うこと」の活動と関係している**ということですね♪ (本文 p.74)

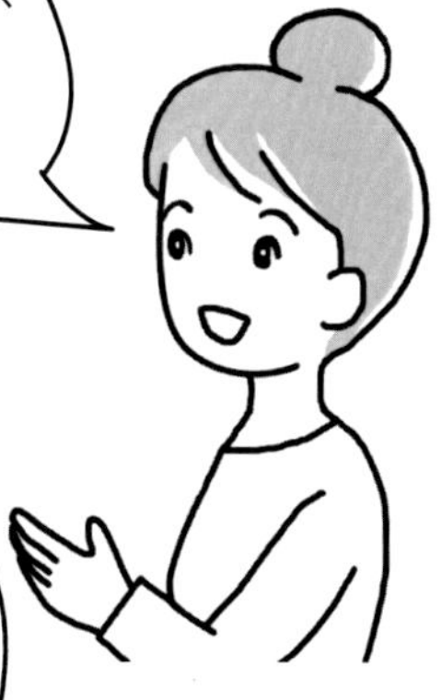

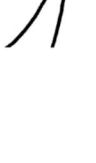

その通り。つらいリハビリとしてでなく、自然に毎日継続できる楽しい歌の活動の中に組み込んで、舌根部を鍛えることは根拠のある活動だ。
エビデンスに基づいた音楽療法と言える。

5 口腔ケアと音楽療法
(本文 p.57)

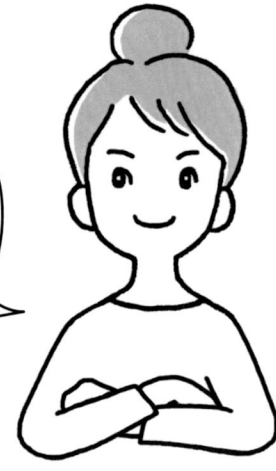

ようやくわかってきました。**音楽療法で歌って舌根部を鍛えることは、口腔機能の向上に欠かせない。これが食物摂取を正しく行わせ、誤嚥を防ぎ、寝たきりを防ぐ大元だ**というわけですね。
がぜんヤル気がわいてきました！

そうだ、その調子だ(笑)

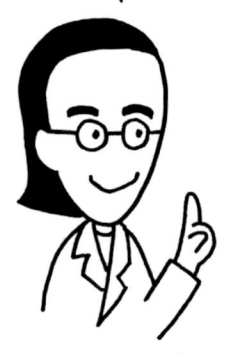

でも、一つ疑問です。
口腔ケアという専門領域に、**歯科医や看護師ではない音楽療法士がどこまでかかわってよいものなのですか？**
それでなくても他職種には、音楽療法の仕事の内容と意義をなかなかうまく説明できないでいたんですよ。

そうだね。本文 p.57 に詳述したけれど、口腔機能の向上（口腔ケア）の内容はとても広範に及ぶものなんだ。単なる歯みがきや口の中の清掃だけじゃないんだ。
音楽療法士が得意とする領域がある。右の表で言えば、「4. 摂食嚥下訓練」の能動的間接法から、最後の「10. リラックス」までが全部、口腔ケアなんだ。
ここは、音楽療法士がその技を活かせる内容と考えられる。そしてここは**全身の健康から QOL の向上まですべて含んでいる**ことを認識してほしい。

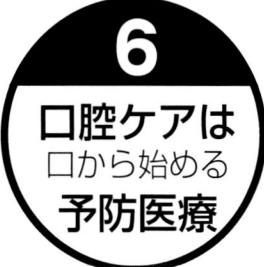

6 口腔ケアは口から始める予防医療

●口腔ケアの具体例

1. 歯みがき
    歯ブラシ・歯間ブラシ・デンタルフロス（糸ようじ）で歯の表面、歯と歯の間、歯と歯肉の境の汚れを除去する

2. 口腔清掃
    ・舌苔（ぜったい）と呼ばれる舌の表面の汚れや頰の内側や歯ぐきの汚れを舌ブラシ・口腔ケアスポンジ・ガーゼなどで除去する
    ・うがいやスプレー器具を利用した水洗も効果がある
    ・口臭や口腔乾燥に対するケアや指導も行う

3. 義歯（入れ歯）の装着と手入れ
    ・ブラシ・洗浄剤による洗浄
    ・安定剤を使った装着方法の指導
    ・義歯の保管方法の指導

4. 摂食嚥下訓練
    ・直接法：患者に食物を訓練として飲み込んでもらう方法
    ・受動的間接法：患者の口の中に治療者が手指を挿入して頰や舌の訓練を行う方法
    ・能動的間接法：治療者が口・頰・舌などの筋肉の動かし方を手本として見せ、患者自身がそれを真似て自ら行う方法
    （間接法では、食物を飲み込むことはないので窒息の危険はない）

5. 発音や会話の訓練
    ・「パ行」「タ行」「カ行」「ラ行」の言葉を発音する
    ・歌、早口言葉などを使用する

6. 咀嚼、嚥下、だ液の分泌に必要な筋肉の運動
    ・顔の筋肉（表情筋）や、口唇周囲の筋肉、舌のストレッチ体操を行う
    ・頭頸部、肩、腕、手のストレッチ体操を行う

7. 呼吸法
    摂食・嚥下に関係する腹式呼吸の訓練を行う

8. 審美的なケア
    美装（唇・あご・頰・肌の手入れ、マッサージやメイクなど）を行う

9. 嚥下体操
    ・摂食嚥下のとき働く筋肉のストレッチ体操を音楽に合わせて行う
    ・誤嚥予防を目的に行う

10. リラックス
    ・楽しい音楽活動や会話を通じてストレスを取り除き QOL 向上を目指す
    ・だ液の分泌を増やし、口腔内の自浄作用を良くする

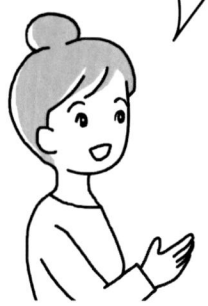

ここからが、音楽療法にまかせてちょうだいって言える領域ですね。
歌や楽器を活用して、楽しい訓練を工夫してみます！

（本文 p.57）

このように見ると、口腔ケアは単なる口の中だけを対象とするのではなく、口腔とかかわる全身の機能促進をすべて扱うと考えなければいけない。口は本当に全身の入り口であることがわかる。

「4. 摂食嚥下訓練の能動的間接法」から以降の項目は特に音楽療法士の技を活かせる領域である。本文 Part 6 と、Part 7 でも具体的なやり方を示したので参考にしてほしい。

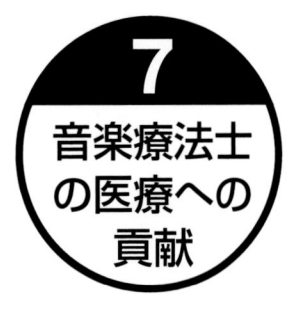

7 音楽療法士の医療への貢献

あおい：甲谷先生、私たち音楽療法士はいつもドクター、看護師、OT、PT、ST や介護職の方、そして対象者の方々に、音楽療法で歌うことは医学的にこう役立つんですよ、と胸を張って言うことができず歯がゆい思いをしてたんです。

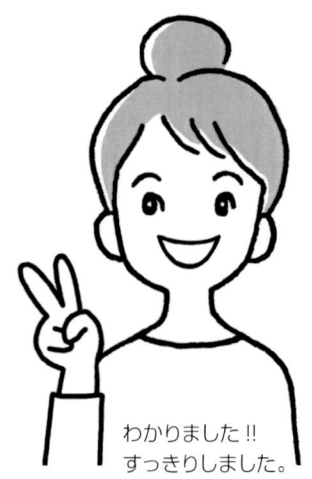

わかりました!!
すっきりしました。

でも、介護予防における口腔ケアの領域で、このように音楽療法から医療に貢献でき、私たちの出番がたくさんあることがわかり、真剣に取り組もうとファイトが湧いてきました。

甲谷：よかった。音楽療法士は厳密に言って身分法的には医療の専門職ではない。だけれども、音楽の専門家への期待は感覚として大きいんだよ。ただし医療の世界では、科学的に説明がつかないもの、根拠のないものを治療といってほどこすわけにはいかない。

しかしいいかな、音楽療法で歌うことは、**2つの意味で根拠**があるんだよ。

一つは、**口腔機能（発音・発声・咀嚼・嚥下）を促進し、とりわけ誤嚥を予防する大切な働きをもっている**、という根拠。

もう一つは、口腔ケアが、全高齢者を視野に入れた国の事業である「介護予防」の重要な柱になっているということ。**全身の健康のためには、口が出発点となることを、国の事業として後押ししてくれている**ということ。**これが、歌う活動を医療に取り入れることの正当性です。**この2つをもって音楽療法士は医療に貢献しているという自覚を持っていただきたい。他職種にもそこを説明してほしいのです。自然に口を動かし歌が歌いたくなるように音楽の空間を作り上げる、ということは専門家にしかできない大事な音楽療法士の専門性です。その上に根拠があれば、なお強い。本書の Part 6 ではバンゲード法を応用したリハビリを紹介しています。また私が考案した口腔ケア体操（p.109）も実践してみてください。

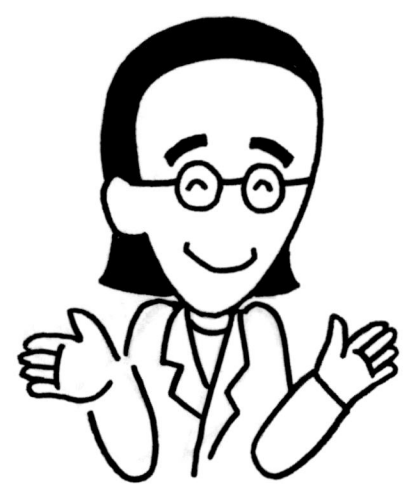

あおい：ありがとうございます！ 前向きになってきたぞぉ。A（アー）O（オー）I（イー）！って、自分の名前をきちんと発音することは、表情筋の良いトレーニングになります（本文p.18、p.85）。**表情筋を鍛えることで、言葉や発音も明瞭になったようです。**私の顔を明るく見せるチャームポイントは口と歯みたい。

甲谷：やっと気がついたかな。歯と口は、歌う音楽療法士の楽器だよ。大切にね。

Part 1

音楽療法士にとって口とは

・美しい歯は、歌う人の武器
・若々しさは表情のどこに表われる？
・自然な笑顔は表情筋のおかげ
・口元の若々しさと唾液の関係

音楽療法士が歌うとき、
対象者から最も見つめられるところが、口です。
口はコミュニケーションの出発点であり
口を含む顔の表情は、相手に強い印象を与えます。
音楽療法士が若々しさや表情の豊かさを保つためには
表情筋を意識してトレーニングしましょう。

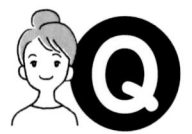

Q1. 美しい歯は美人の条件、歌を歌う人の武器ですね。歯を美しくするにはどうしたらよいのですか？

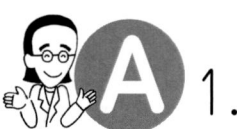

A1. 美しい歯とはどのようなことを言うのでしょう。健康な歯であること、見た目を良くすることなどについて説明します。

● 美しい歯

　明眸皓歯（めいぼうこうし）という熟語があります。楊貴妃の美をたとえた言葉で、明るくぱっちりした瞳とこぼれるように輝く白い歯を言いますが、昔から美人の基準は目元と口元にあります。ですから、歯は美人の条件であり、歌う人にとってはチャームポイントとなる武器でもあります。

　では、美しい歯はどのように作られるのでしょう。
　まず医学的に健康なことが大切です。歯みがきが十分にされて、歯垢や歯石がなく健康な歯肉であること。虫歯は治療されていること。このようなことが基本です。
　その次に見た目を考えましょう。最近は歯の表面の漂白、歯科医師や歯科衛生士による専門的な茶渋取りなどの方法があります。また歯の表面を陶材の差し歯で被せる方法（メタルボンド）や歯の表面を薄く削りセラミック製の付け爪のような板を貼り付けるラミネートベニアなどの方法があります。

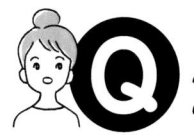

Q2. 歌う人の若々しさはどこに表われますか?

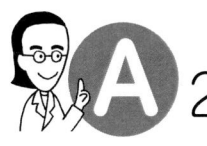

A2. 何よりも表情、とりわけ口元、そして笑顔。笑顔について考えてみましょう。

　日頃の音楽療法のセッションを通じて対象者から元気をいただくことはよくあります。楽しく盛り上がった後は特にこのようなことを強く感じます。すばらしいセッションをするには音楽療法士も対象者に元気とパワーを与えなくてはいけないでしょう。音楽療法士がフルスマイルの笑顔で語りかけ、歌いかけることは非常に大切だと思います。

　それでは笑顔とはいったいどのような顔なのでしょうか?
・**顔の筋肉が十分にリラックスしている。**
・**口角が横に引かれて頬の筋肉がゆるんでいる。**
・**白い前歯やピンク色の歯肉が自然にのぞく。**
このような状態が笑顔でしょう。
　そしてこのような表情は実は簡単ではありません。顔の筋肉はけっこう固まっているものです。顔の筋肉を柔らかくし、若々しい表情を持ち続けるために顔の筋肉（表情筋）のトレーニングも必要でしょう。
　フルスマイルの表情を持つことは若々しさにつながり、またすばらしいセッションを形作ることにもつながるでしょう。

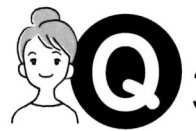 **Q3.** 笑顔を保つための秘訣はありますか？

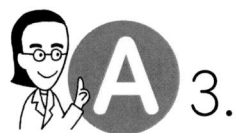 **A3.** 顔には多くの筋肉があり、これらは表情筋と呼ばれます。普段から表情筋を柔らかくするストレッチ体操を心がけましょう。

　顔には多くの表情筋があり、これらを伸展、収縮させることで笑う、泣く、怒るなどいろいろな表情を作り出します。表情筋が硬くなっていると顔は引きつった感じとなり、笑顔の表情はできません。

　（なお、表情筋のストレッチ体操は女性の笑顔や美顔のためだけに行われるのではないのです。脳卒中後遺症で顔にマヒが残った人にも行われます。）

●図A　表情筋（前面）

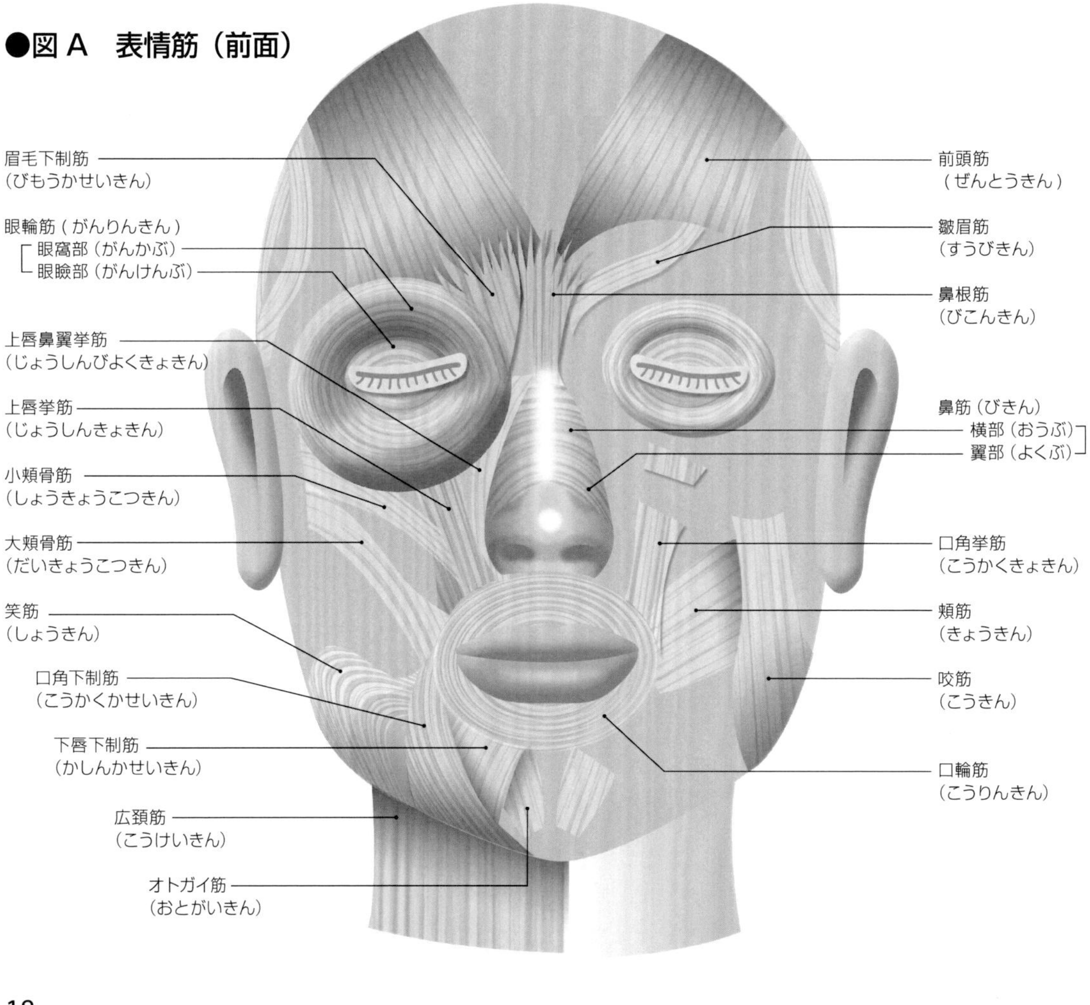

眉毛下制筋（びもうかせいきん）
眼輪筋（がんりんきん）
　眼窩部（がんかぶ）
　眼瞼部（がんけんぶ）
上唇鼻翼挙筋（じょうしんびよくきょきん）
上唇挙筋（じょうしんきょきん）
小頬骨筋（しょうきょうこつきん）
大頬骨筋（だいきょうこつきん）
笑筋（しょうきん）
口角下制筋（こうかくかせいきん）
下唇下制筋（かしんかせいきん）
広頚筋（こうけいきん）
オトガイ筋（おとがいきん）
前頭筋（ぜんとうきん）
皺眉筋（すうびきん）
鼻根筋（びこんきん）
鼻筋（びきん）
　横部（おうぶ）
　翼部（よくぶ）
口角挙筋（こうかくきょきん）
頬筋（きょうきん）
咬筋（こうきん）
口輪筋（こうりんきん）

●さまざまな表情筋

　図Aは顔の前面、図Bは顔の側面から観察した表情筋です。
　口の周囲の**「口輪筋」**は表情筋の中で最も大きく動かすことができる筋肉です。ストレッチ体操をするときは、口を大きく動かすことを心がけると、他の筋肉も連動して効果が表れます。
　表情筋は自分で意識して動かすことが必要です。
　歌うときやおしゃべりをするとき表情筋を少し意識しながらユーモラスに、ちょっとおどけたようなオーバージェスチャーで行ってみてはいかがでしょうか。
　例えばおでこの横しわは縦方向に走る**「前頭筋」**が収縮するためにできるのです。表情筋の走行と直角方向にしわはできるのです。
　また年を重ねるとしわが元に戻らなくなったり残ってしまう人があります。これは皮膚の弾

●図B　表情筋（側面）

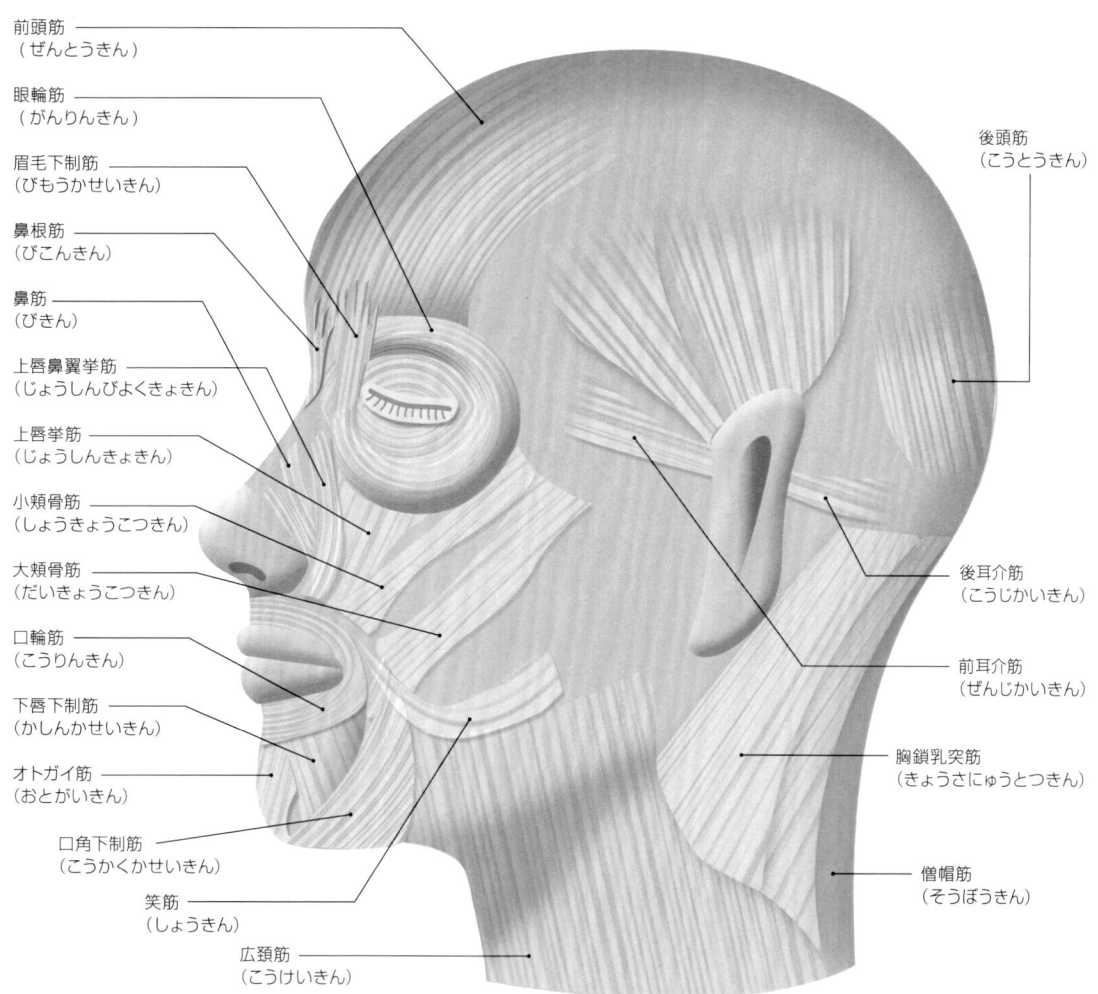

力性が低下するからです。そのためにも表情筋のストレッチ体操を意識的に継続して行うことは大切です。

●笑顔や美顔のためのエクササイズと、脳卒中後遺症患者に行われるリハビリテーションの関係

　現代女性に提供される雑誌やネット情報には「美顔のための」ストレッチ体操やエクササイズ法が数多く紹介されています。それらの美顔法は、太極拳、ヨガ、フラダンス、各種武術のエッセンスを取り入れ作られています。
　ただ、これらの方法には類似点が多く見られ、原則は共通しています。なぜならば、人間の表情筋は解剖学的には同一であり、表情筋の走向は同じだからです。ですから、これは美容だけでなく、脳卒中の後遺症で顔にマヒがある患者に対して行われるバンゲード法（⇒ p.82）という表情筋のリハビリテーションの内容とも共通しています。
　医学のリハビリテーションも美容のエクササイズも、表情筋の走行に基づいているというわけです。
　次に示す表情筋のストレッチ体操は、健康な人がさわやかな笑顔を保つために行うものですが、脳卒中の後遺症で顔にマヒがある患者にも応用することができます。
　ストレッチ効果が期待できる表情筋の走行と名称は図の中で示します。

●表情筋を柔らかくする簡単なストレッチ体操

（1）口に空気をためて「プー」と両方の頬を膨らます

　自分の顔を風船だと思って息を吹き入れてください。口唇（口輪筋）と頬の筋肉（頬筋）を柔らかくする効果があります。表情筋を柔らかくする基本的なストレッチです。
　口輪筋の作用で口を閉じることができます。この働きが不十分だと食事のとき口から食物がこぼれることになります。また麺類をすすることができなくなります。
　頬筋は強力な筋肉で、トランペットを吹くとき口の中の空気をマウスピースに送り込む働きがあります。

（2）口の中を陰圧にする

　上の「プー」の逆ですね。口の中の空気を全部吸い込みます。口唇（口輪筋）と頬の筋肉（頬筋）を柔らかくする効果があります。
　頬筋の働きで液状のヨーグルトやシェイクを吸うことができます。

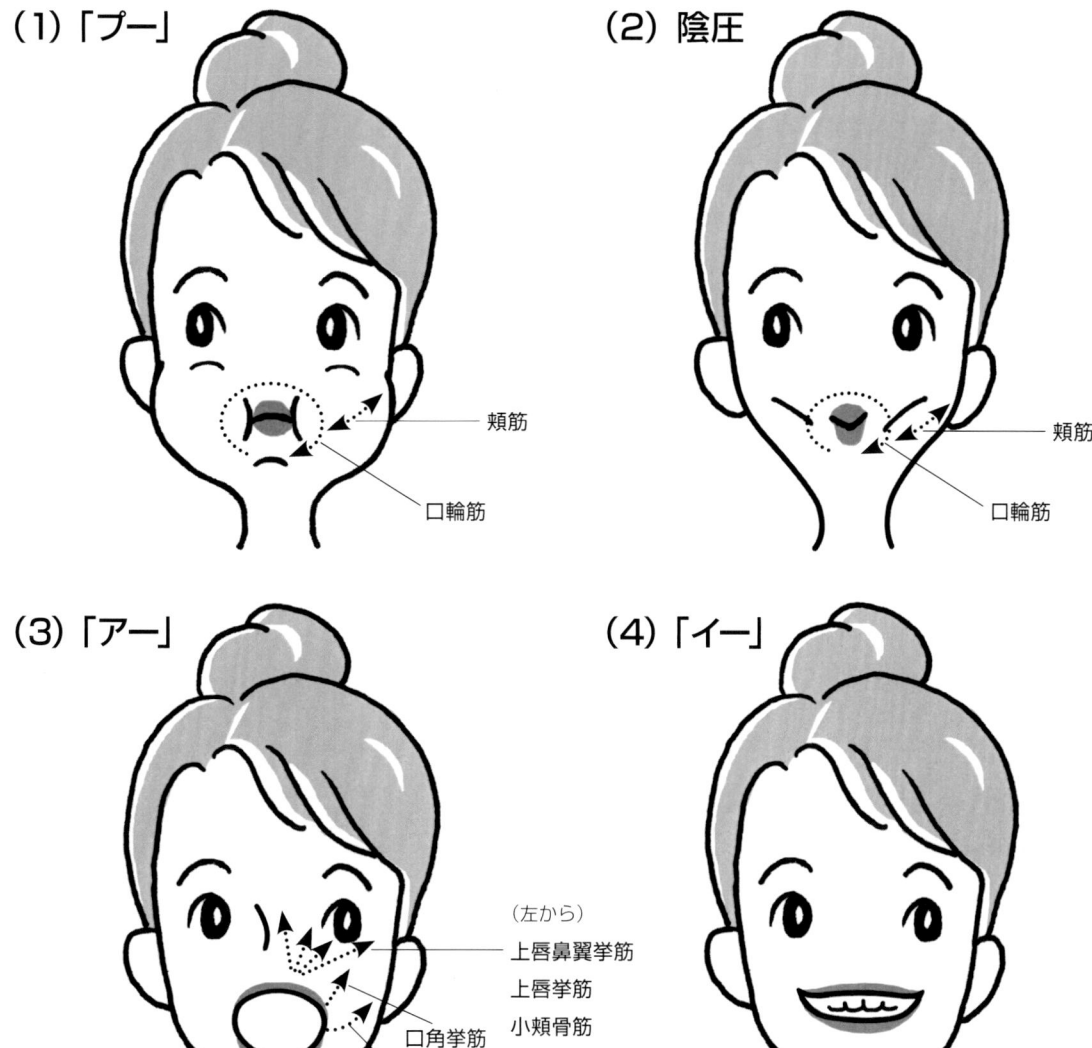

(3)「アー」と発音するように口を大きく開ける

「アーッ！やばい！」という時の「アーッ」です。緊張感をもって、口角を引き上げながら口を開けます。これで口角を引き上げる筋肉が働きます。

同時に、鼻の横の上唇鼻翼挙筋、上唇挙筋、小頬骨筋、大頬骨筋、口角の横の口角挙筋、笑筋が働きます。笑顔の表情には必要なストレッチです。

(4)「イー」と発音するように口角を横に引き開口する

これは意識して作る表情です。無意識に生まれる表情ではないから大事なのです。「アー」の発音と同じ筋肉が働きます。

口角を横に強く引くため「アー」の発音より笑筋が強く働きます。「イー」の発音は笑顔の

表情のフルスマイルに近い筋肉の動きが求められます。

(5)「ウー」と発音するように口をとがらせる

「ウ〜！しんどい」とお腹から息を吐くような感じで口をとがらせます。「アー」の発音と同じ筋肉が働きます。

「ウー」の発音は強く口輪筋を収縮、前突させる必要があります。

「アー」「イー」「ウー」の発音は口輪筋を大きく動かすために頬の筋肉まで力が入りストレッチ効果が大きく現れます。

(6) 写真を撮るときのようにフルスマイルの表情にする

写真撮影のポーズです。「はい、チーズ」と言いながら、明るい顔に作り変える時の表情です。上記の5種類のストレッチの完成したものがこのフルスマイルの表情です。顔全体の表情筋は力がぬけ、口角はリラックスした状態で上方に引き上げられています。

(7) 顔を右（左）に向ける

頚の筋肉に張りを持たせるためのストレッチです。細くて長くしなやかな首（頚）は筋肉の張りが必要なのです。

頚部で最も目立ち、顔を横に向けると浮き出てくる胸鎖乳突筋と頚の後ろと肩甲骨を覆っている僧帽筋が観察されます。

(8) 顔を右（左）に傾ける

「どうしたの？」と首をかしげる動作です。このストレッチも頚の筋肉に張りを持たせるために行います。胸鎖乳突筋と僧帽筋が浮き出ています。

(9) 顔を上に向け首筋を伸ばす

天を仰いで「イー」と言います。顎の下は筋力が鈍り二重顎になったり、シワシワ状態の頚になることが少なくありません。これを防止するために行います。

イラストは頚の筋肉に多くの負荷を与えるために、顔を上に向けながら「イー」と口角を横に引くように発音している状態です。

顎の下の顎舌骨筋、頚の前方を覆う広頚筋、頚で最も目立つ胸鎖乳突筋が浮き出ています。

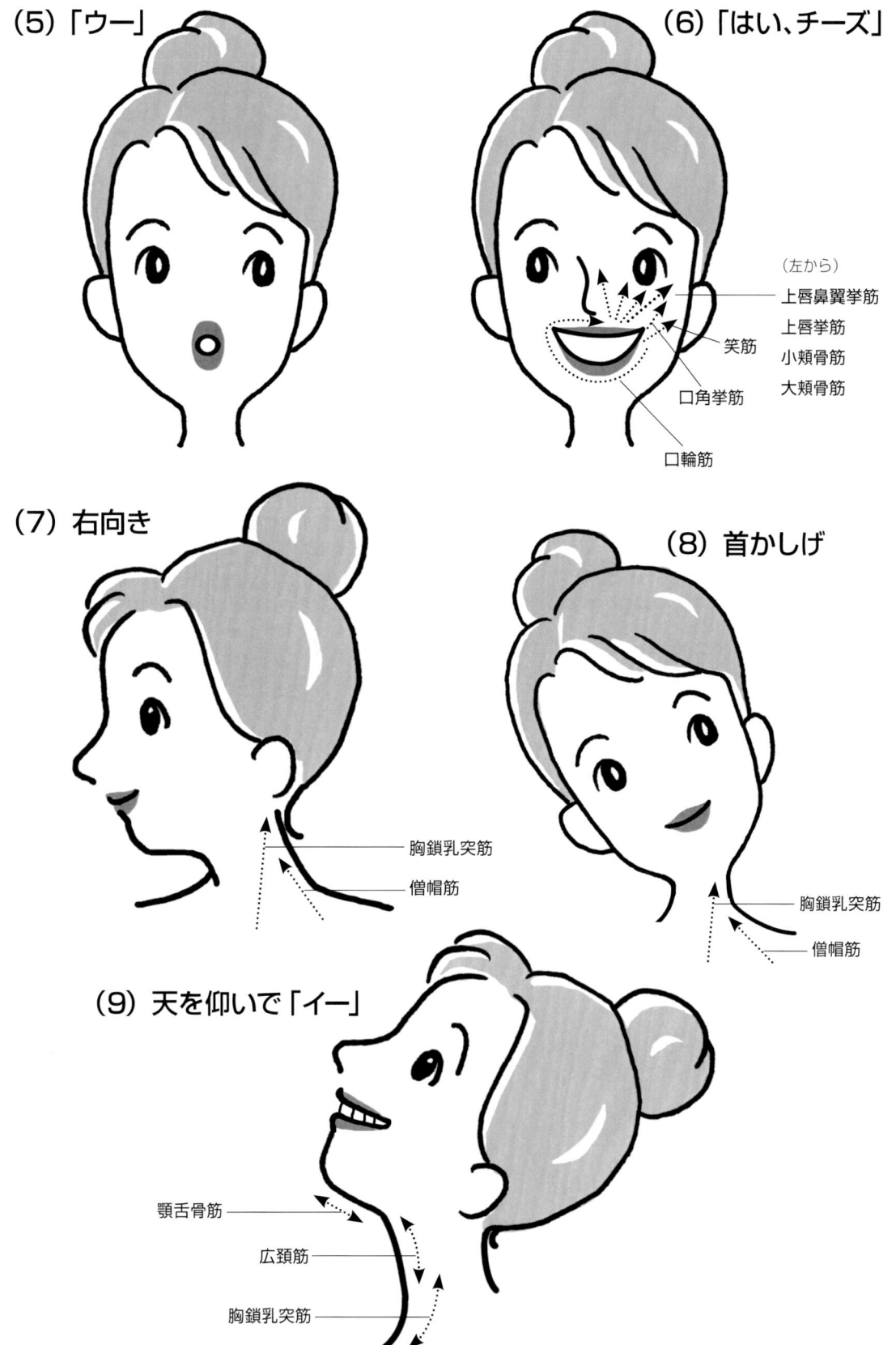

（10）表情筋を顔の中心に集めるように力を入れる

　「酸っぱ〜い梅ぼし」を食べた時の表情です。目は自然につぶります。このような表情を普段することは少ないので、ストレッチ効果が期待できます。

　おでこの前頭筋、眉毛を動かす皺眉筋・眉毛下制筋、鼻の付け根の鼻根筋、鼻翼部の鼻筋、目の周りの眼輪筋、目の下から頬に分布している上唇鼻翼挙筋・上唇挙筋・小頬骨筋・大頬骨筋、口角を引き上げる口角挙筋、口の周りの口輪筋が収縮しています。

（11）顔の筋肉を上下に伸ばすように力を入れる

　「ホー！驚いた！」という時の表情です。ひょっとこ顔のマネをしてください。顔を上下に伸ばすことで表情筋が伸展しています。

　鼻の根元の鼻根筋、眉毛付近の皺眉筋、鼻の横の上唇鼻翼挙筋、頬の頬筋が伸展しています。また眼輪筋の変化も見られます。

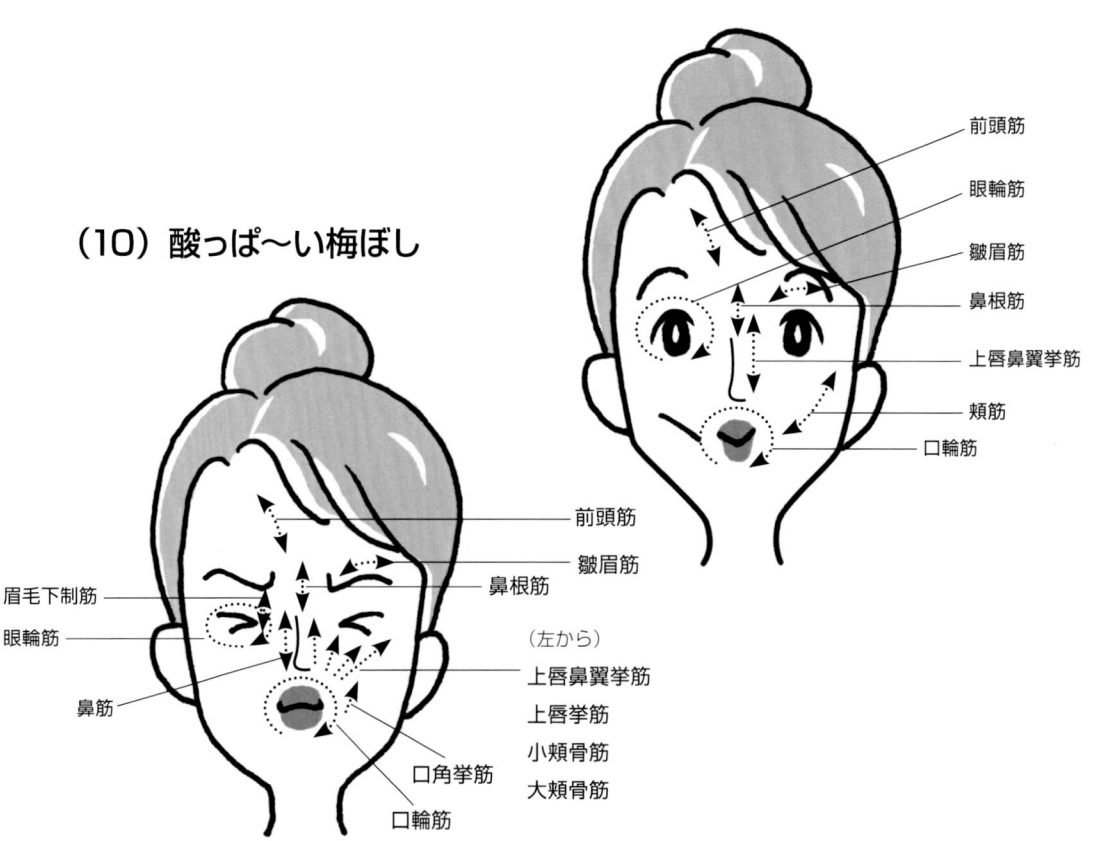

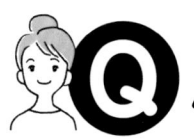

Q4. 口元を若く見せるアンチエイジングとは何ですか？

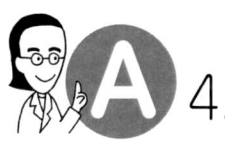

A4. アンチエイジング医学（抗加齢医学）とは「老化を遅らせて、病気にならずいつまでも若々しく生きる」ことを医学的に検証して実践する医学です。

　初めに老いを感じるところは目と口と言われています。老眼になり新聞が読めなくなったり、歯槽膿漏で歯がぐらぐらして硬い食物が噛めなくなったとき感じるのでしょう。口の健康を維持し、白く輝く歯とみずみずしいピンク色の歯肉を持つことは誰でも望むところです。

　そのために**唾液の存在**を無視するわけにはいきません。唾液は食物の消化作用、口の中を洗い流す洗浄作用、粘膜を細菌から守る抗菌作用、粘膜保護作用、虫歯を回復する修復作用などがあります。最近は社会的ストレスや内服薬の副作用で唾液の分泌量が減少する人が少なくありません。

　歌う活動を通じて唾液腺を刺激して唾液の分泌を促し、健康な口を維持するためにも音楽療法士の方々に活動していただく必要を感じます。

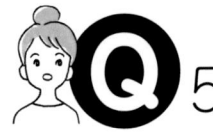 **Q5.** 音楽療法士が配慮するべき口の表情とは？

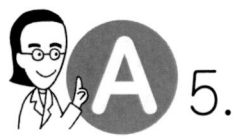 **A5.** 豊かな表情筋に支えられた音楽療法士の笑顔が、みんなを惹きつけ音楽療法の入り口を作ります。みんなから注目されればされるほど、口と歯の健康への気配りが必要になります。

　参加者を惹き付ける歌の活動には不思議な力が潜んでいます。その中に入って初めてわかる魔力です。皆で一つの活動を完成させたときの達成感、音楽療法士と対象者の間では元気の源となる精神的なパワーのやりとりが行われます。

　その中で音楽療法士の魅力的な笑顔は参加者を惹き付ける大切な働きがあるでしょう。そのために音楽療法士は日頃から魅力的な表情を身につけるための表情筋のトレーニングは欠かしてはなりません。また口や歯の健康を維持させるための歯みがき、舌苔の除去などの口腔ケアも必要です。

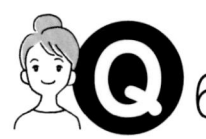 **Q6.** 表情筋を鍛えるための体操があるそうですが…

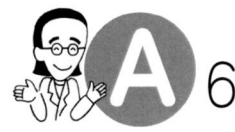 **A6.** 私が考案した「スイートピー体操」です。表情筋は訓練することで柔らかくすることができます。

　笑顔は人に好印象を与えるだけでなく、周りの雰囲気を柔らかくしお互いのコミュニケーションを取りやすくさせます。多くの人を対象に活動する音楽療法士にとって「笑顔」を手に入れることは非常に大切です。顔の筋肉（表情筋）が硬い状態ではさわやかな笑顔はできません。

　そこで表情筋を柔軟にするためのストレッチ体操を考案しました。「赤いスイートピー」(松田聖子)の曲に合わせて、多くの表情筋を動かすような内容にしてあります。

『スイートピー体操』の特徴について

	ポーズ	働く筋肉	効果
	腹式呼吸	横隔膜など	リラクセーション効果 表情筋の力が抜ける 顔のこわばりの予防
ほか	「アイウエ」と発音するように口を動かす	口輪筋・笑筋・口角挙筋・上唇鼻翼挙筋・側頭筋・外側翼突筋など	口、頬の筋肉のこわばりの予防 笑顔がきれいになる
ほか	風船の口、吸い込み口 ・頬を「プー」と膨らます ・空気を吸うように口をすぼめて「陰圧」にする	口輪筋・頬筋など	口唇や頬の筋肉のリラクセーション 美しいフェイスラインの獲得 口周囲や頬のシワ、たるみの改善
ほか	上・下・左・右を向く 頚を左・右に倒す 頚を回転する	胸鎖乳突筋・僧帽筋・板状筋など	首の筋肉に張りを持たせる 首のたるみ、横ジワの予防 首のコリの解消
	天を仰いで「イー」 上を向き口を横に引く	顎二腹筋・顎舌骨筋・広頚筋・胸鎖乳突筋・笑筋など	二重あごの予防
	酸っぱ〜い梅ぼし顔 顔の中心に筋肉を集めるようにして目をつぶる 顔の筋肉を上下に伸ばすようにして目を大きく開ける	前頭筋・皺眉筋・眉毛下制筋・眼輪筋・鼻根筋・鼻筋・上唇鼻翼挙筋・口輪筋など	額や鼻の付け根の横ジワの予防 シワとたるみの予防 表情筋のリラクセーション
	「はい、チーズ」 フルスマイルでほほえむ	口輪筋・大頬骨筋・笑筋など	表情筋のリラクセーション
	クールダウン お顔をやさしくパッティング (顔全体を手でパンパンとたたく)	顔の筋肉(表情筋)全体	表情筋のリラクセーション

赤いスイートピー

作詞 松本 隆
作曲 呉田 軽穂

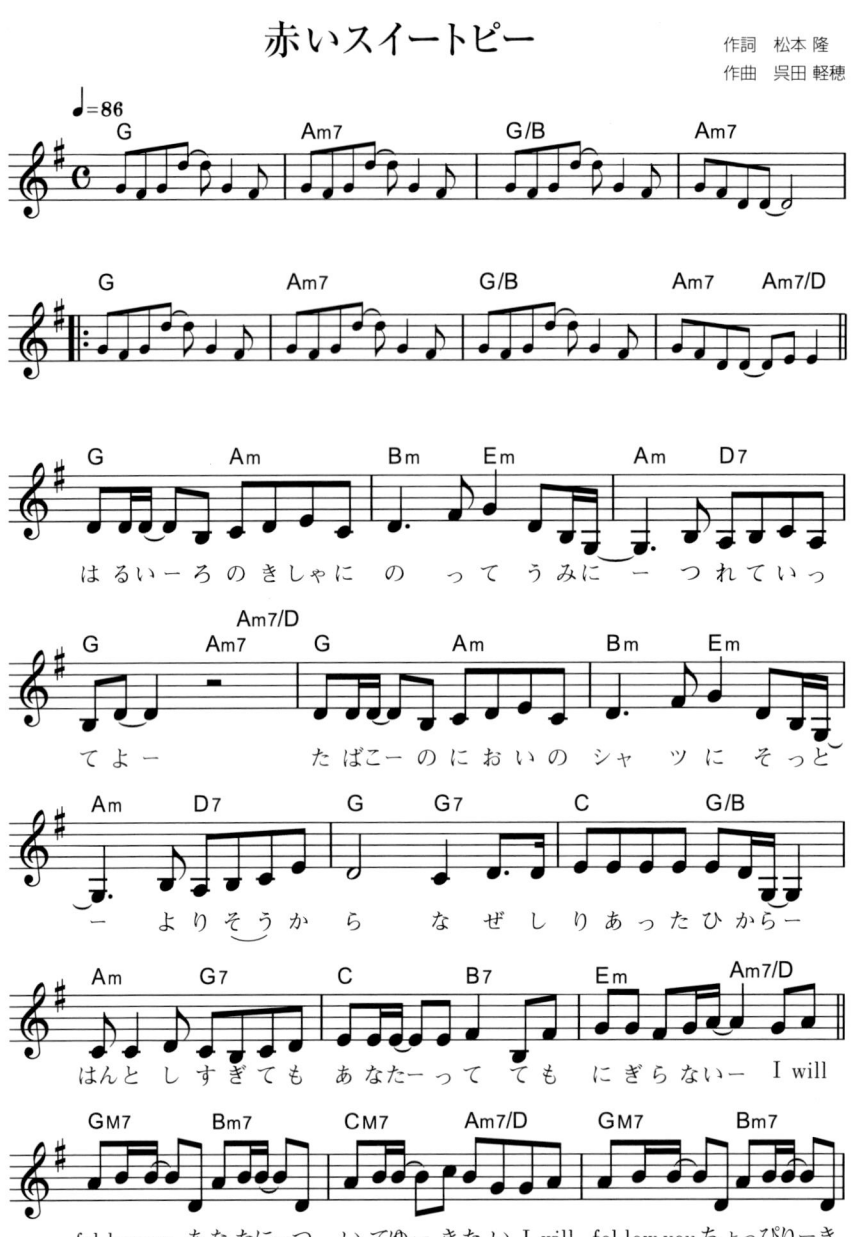

赤いスイートピー　1.　春色の汽車に乗って　海に連れて行ってよ
　　　　　　　　　　タバコの匂いのシャツに　そっと寄りそうから
　　　　　　　　　　何故　知りあった日から
　　　　　　　　　　半年過ぎても　あなたって
　　　　　　　　　　手も握らない　I will follow you
　　　　　　　　　　あなたについてゆきたい　I will follow you
　　　　　　　　　　ちょっぴり気が弱いけど　素敵な人だから
　　　　　　　　　　心の岸辺に咲いた　赤いスイートピー

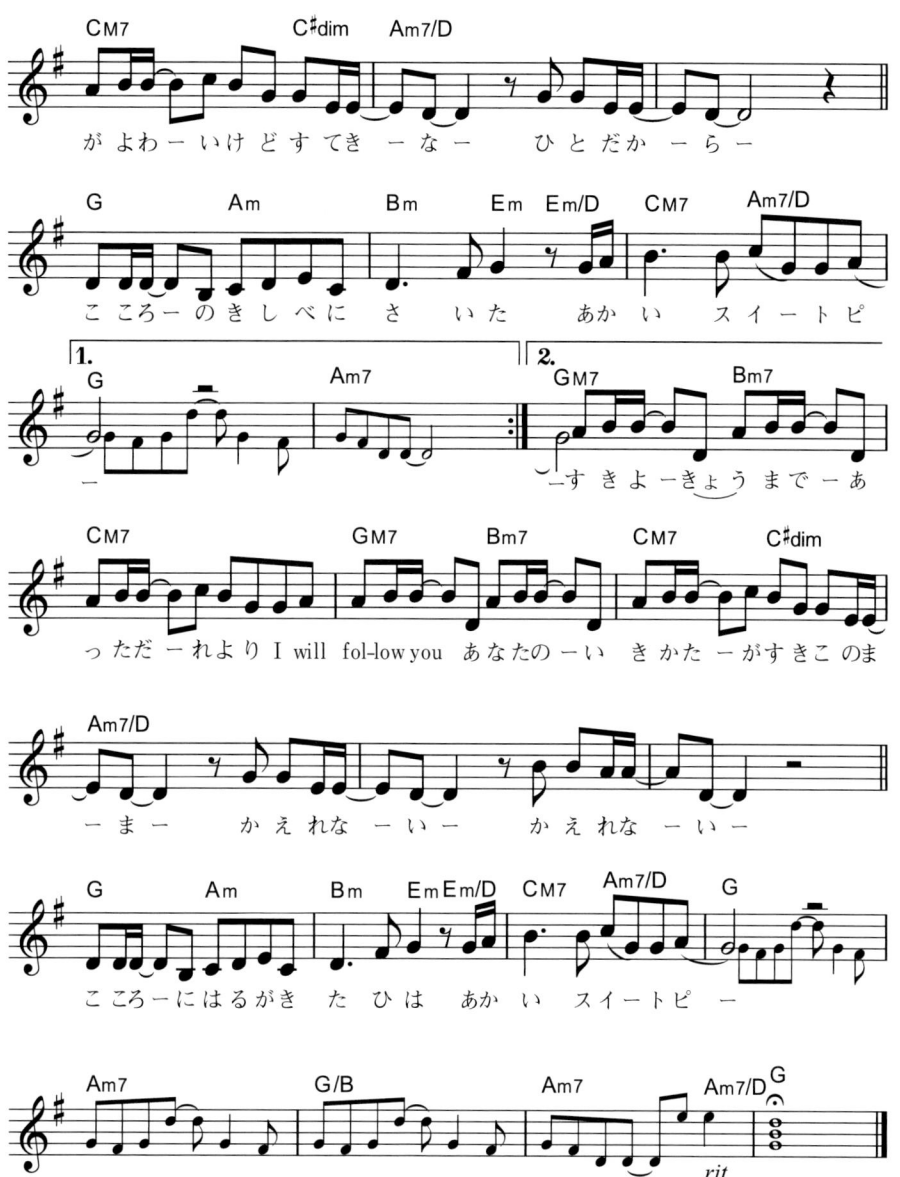

2. 四月の雨に降られて　駅のベンチで二人
　　他に人影も無くて　不意に気まずくなる
　　何故　あなたが時計を
　　チラッと見るたび　泣きそうな
　　気分になるの？　I will follow you
　　翼の生えたブーツで　I will follow you
　　あなたと同じ青春　走ってゆきたいの
　　線路の脇のつぼみは　赤いスイートピー

　　好きよ今日まで　逢った誰より
　　I will follow you　あなたの生き方が好き
　　このまま帰れない　帰れない
　　心に春が来た日は　赤いスイートピー

笑顔を作る表情筋のエクササイズ スイートピー体操

前奏 8 小節

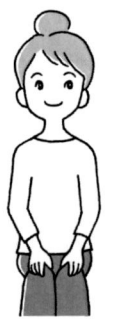
1　リラックス

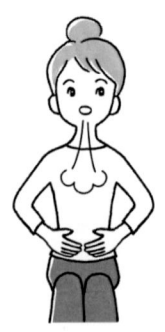
2　口から息を吐く

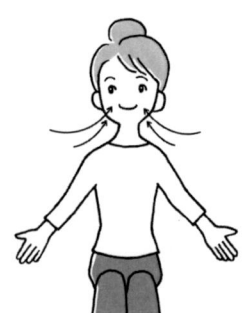
3　鼻から息を吸う

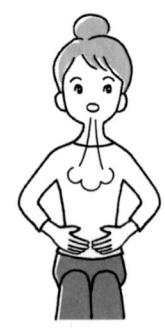
2　口から息を吐く

（3→2の動きを2回繰り返し）

前奏（おわり）

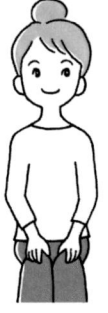
1　リラックス

春色の汽車に / タバコの匂いの

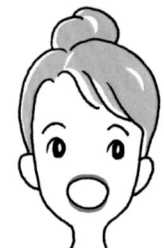
4　「アー」と口を大きく

乗ーって 海に / シャツに そっと

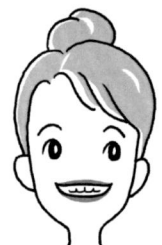
5　「イー」と口を横に引く

一連れて行っ / 寄りそうか

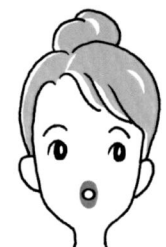
6　「ウー」と口をとがらせる

（4〜7を繰り返す）

てよー / らー 何故 知

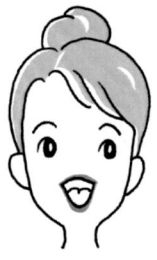
7　「エー」と口を横に引く

りあった日から半年過ぎても

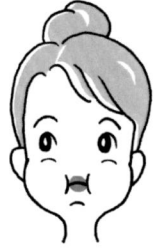
8　「プー」と両頬に空気を入れる

あなたって手も握らない I will

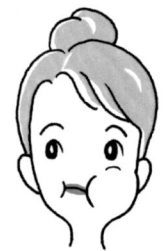
9　「左」の頬だけに「プー」

follow you　あなたについてゆきたい I will

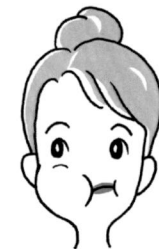
10　「右」の頬だけに「プー」

follow you ちょっぴり 気が弱いけど素敵	なー人だから	心の岸辺に咲いた 赤	いスイトピー
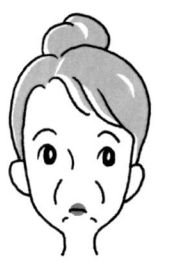	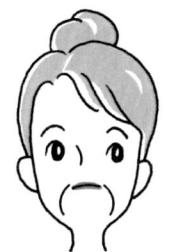	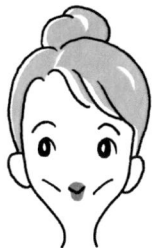	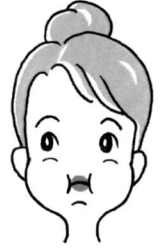
11 上唇の裏に「プー」	12 下唇の裏に「プー」	13 空気を吸って「陰圧」	8 「プー」と両頬に空気を入れる

間奏（2小節）	間奏（4小節）	4月の雨に降られて駅の	ベンチで二人
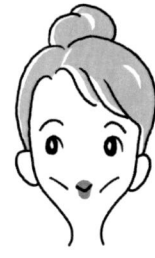	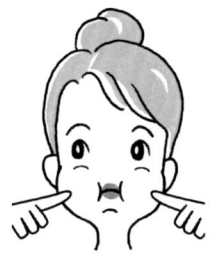	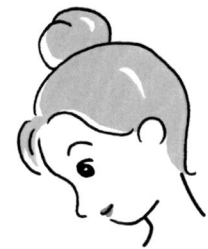	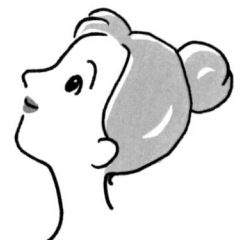
13 空気を吸って「陰圧」	14 両頬「プー」を指でつんつん	15 地面を見る	16 天を仰ぐ

ほかに人影もなくて 不意に	気まずくなる 何故あ	なたが時計をチラッと見るたび	泣きそうな気分になるの I will
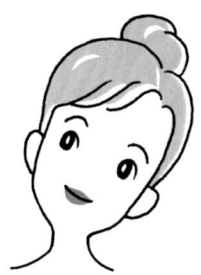	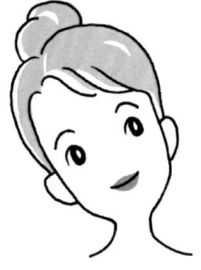	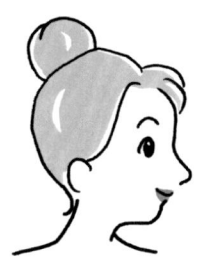	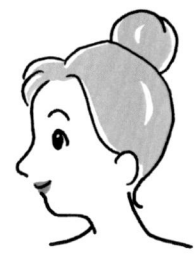
17 首を左にかしげる	18 首を右にかしげる	19 左を向く	20 右を向く

**follow you 翼のはえたブーツで I will
follow you あなたと同じ青春 走ってゆきたいの**

**線路の脇のつぼみは
赤いスイートピ**

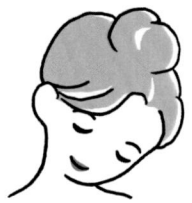 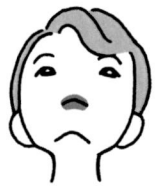 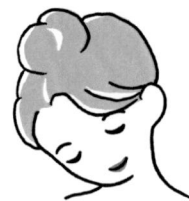 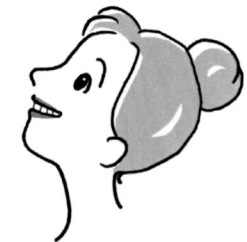

21　首を左から右へ　　22　グルリ　　　　23　グルリ　　　　　24　天を見て「イー」
　　グルリと回転

　　　　　　←――――（21〜23を左右逆にもう一度）――――→

**一好きよ好きよ今日ま
で逢った誰より I will**

**follow you あなたの
生き方が好き このま**

**ま帰れないー
帰れないー**

**心に春が来た日は
赤いスイートピ**

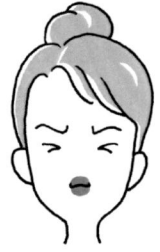 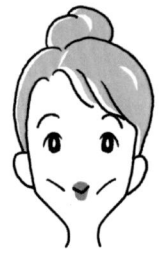 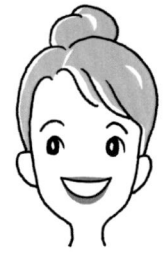 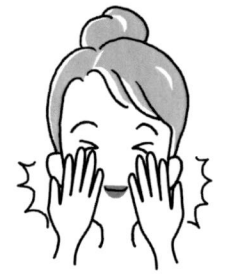

25　「酸っぱ〜い梅ぼし」　26　「ホ〜！」と驚き　27　「はい、チーズ」　28　お顔をやさしく
　　顔で目をつぶる　　　　　　カッと目を見開く　　　（フルスマイル）　　　パッティング

一　後奏（エンディング）（5小節）

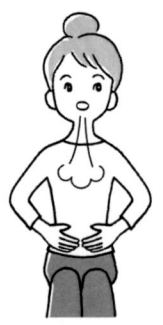 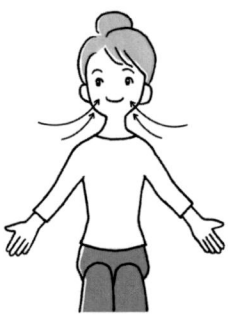 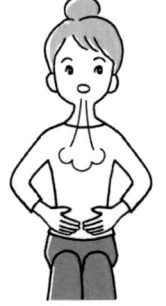 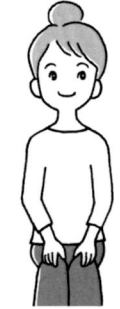

2　口から息を吐く　　3　鼻から息を吸う　　2　口から息を吐く　　1　リラックス

　　　　　　　　　　　←―――（3→2を繰り返す）―――→

Part 2

歯は音楽療法士の仕事道具(ミュージック・ツール)

・歯みがきと歯ブラシの基礎知識
・歯みがき剤や洗口剤
・高齢者の歯みがきが大切である理由
・5分でできる口腔ケア

歯は一生の宝。
仕事道具としての、歯をみがくことについて
改めて考えてみましょう。
音楽療法士が知っておくべき歯のケアの基本をご紹介します。
また、高齢者に続けてほしい口腔ケアの簡単なやり方を記しました。

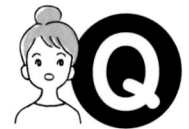
Q1. 歯みがきはなぜ必要なのですか？

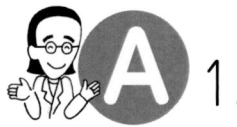
A1. 歯みがきは健康を維持するうえで、非常に大切です。必ず励行してください。

　歯みがきは口腔内を清潔に保つばかりでなく、体の健康を維持するために非常に大切な保健活動です。

●歯みがきの利点

- 歯の表面に付着している歯垢(プラーク)は細菌の塊で、虫歯の原因になる。この歯垢を確実に除去することで、虫歯が予防される。また虫歯の治療で行われた充填物の長持ちにもつながる。

- 歯ブラシで歯肉をマッサージすることで、歯肉炎や歯槽膿漏の予防になる。また歯肉から出血、排膿(化膿して膿が出ている状態)している場合もブラッシングで改善される。

- 歯みがきをすることでヌルヌル感がなくなる。気分が爽快になり、精神的に安定する。

- 歯面、舌、頬粘膜の清掃をすることで、口臭の改善予防になる。

- 口腔内の細菌数を少なくすることで、高齢者の誤嚥性肺炎の防止になる。また寝たきりの高齢者の口腔内を歯ブラシで刺激することは、リハビリにもなる。

●歯みがきの欠点

- 歯肉部分を強くこすってしまうと歯肉の損傷が起こる。横みがきは特に良くない。

- 歯面を強くこすってしまうと歯の磨耗が起こる。冷たい風や水に触れると凍みるようになる(この症状を知覚過敏症という)

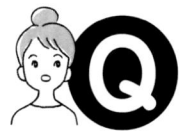

Q2. 歯ブラシを選ぶポイントは何ですか？

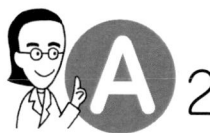

A2. 歯ブラシは歯の清掃、歯肉のマッサージを行うために使用します。選ぶ際、個人の体の大きさ、歯列の発達状況に合わせることが大切ですが、店頭には多種類の歯ブラシが並んでいるため選択に迷うと思います。歯科医師、歯科衛生士、薬剤師に相談するとよいでしょう。

歯みがきは口腔内の健康を維持するために非常に大切な保健活動です。しかし適切な歯ブラシを使わないと、歯垢の除去が十分にできなかったり、歯の表面を磨耗させたり、歯肉の損傷を起こす場合もあります。いろいろな色・形・パッケージの歯ブラシの中からどれを選択すべきか、歯科医師、歯科衛生士など専門家に相談してください。

●歯ブラシを選ぶときの注意事項

- 個人の口の大きさや発育程度に合わせて歯ブラシを選択すること。個人により歯並びのアーチの大きさは異なります。歯列の内側まで磨ける大きさの歯ブラシを選ぶこと
- 歯ブラシの毛は乾燥しやすい材質がよい。豚毛よりもナイロンが衛生的。毛の先端は鋭くなく丸く処理されているものがよい
- 一般的に大人の歯ブラシの毛の長さは10mm以上、植え込みの短辺は10mm以下、長辺は30mm以下が適当。自分の口の大きさより大きい場合は、柄に近い部分の毛を切って使用すること
- 毛の先端はストレートに切ってあるものが好ましい
- 柄は変形せず清潔に保てる材質、握りやすい形態であること
- 毛の硬さは硬い・普通・軟らかいなどがある
- 最も磨かなくてはいけない部分は、歯ぐきである。そのためには必ず軟らかいブラシを使用すること。歯ぐき部分に接触しても痛くなく歯垢が除去できる硬さのものを選ぶ
- 歯の表面を磨くときは、硬い、あるいは普通の硬さのブラシの方が、効果は若干すぐれている

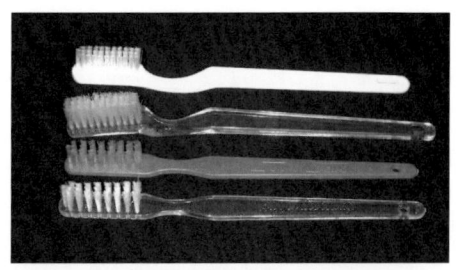

●適当でない歯ブラシ
毛先のカットが雑でザラザラしている
また柄の部分が細く弱かったりして握りやすくない

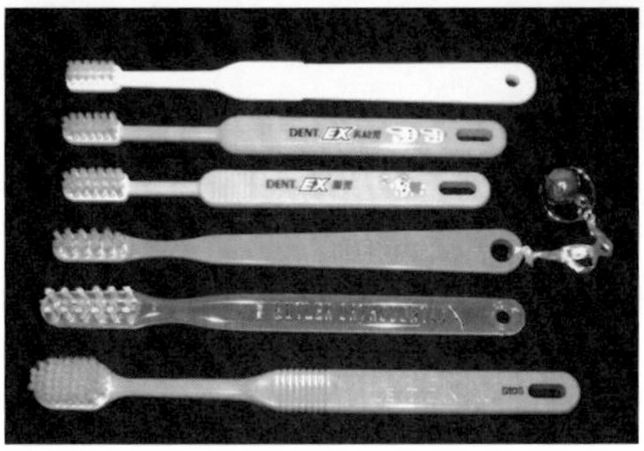

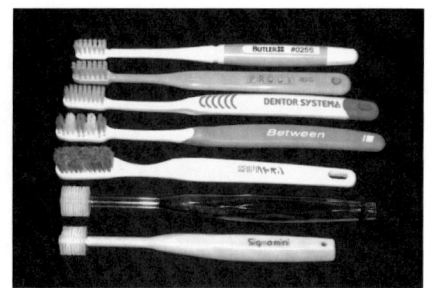

●歯ブラシの種類(1)
上から
乳児用2種、園児用、学童用、矯正治療
途中の患者用、義歯の使用者用

●歯ブラシの種類(2)
上から
毛が柔らかくヘッドが小さくて、歯の表面と歯ぐきまで磨けるタイプ(上の3本)
歯の膨らみに合わせて毛先が山切カットのタイプ、
牛80%ヤギ20%の毛で作られた天然毛ブラシ、
ブラシの方向を変えることなく磨ける360度ブラシ(下の2本)

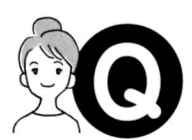

Q3. 歯ブラシを新しいものに取り替える時期は？

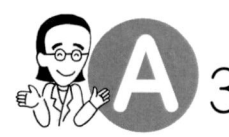

A3. 取り替え時期は、個人差やブラシの材質により違いがあります。

　歯ブラシの使い方は個人によりかなり違いがみられます。歯に強く圧節しながら磨く人とソフトに当てる人では、毛の曲がり方がかなり違います。
　歯ブラシの後ろから見て毛がはみ出して見えるようになったら、交換してください。

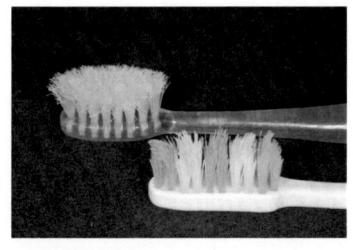

●使い古しの歯ブラシ
毛先が湾曲してしまうと歯みがき効果は低下し、
歯ぐきを傷つけることも考えられる

Q4. 電動歯ブラシはよくみがけますか？

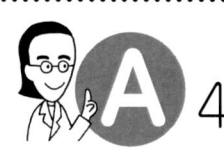

A4. いろいろな種類の電動歯ブラシが使われています。手用歯ブラシと比較すると刷掃効果は高く、正しく使用すれば能率的に歯みがきができます。

● 電動歯ブラシの種類

- 一般的な電動歯ブラシ (振動数 1000 〜 3000 回 / 分)
- 音波歯ブラシ (振動数 200 〜 300Hz)
- 超音波歯ブラシ (振動数 1.6MHz)
- 電子歯ブラシ (イオン歯ブラシ)

電動歯ブラシは柄の部分にモーターが内臓され、刷毛部分を動かす構造になっています。手用歯ブラシに比べるとブラシを小刻みに動かす必要がないので、手の疲労感なく歯みがきができます。脳性まひや脳卒中の人で手指の動きが不自由な人には大変有効だと思います。

モーターを動かす電力源は交流式、充電式、電池式があります。

刷毛部分の動き方は往復運動、回転運動、楕円運動、振動運動などさまざまです。各々の運動様式により回転数は異なります。

音波歯ブラシ、**超音波歯ブラシ**は、振動により毛の周囲の歯垢まで除去でき効果的です。しかし一般的な電動歯ブラシと違い、手用歯ブラシと同じ要領で使う必要があります。

● 電動歯ブラシの利点

- 刷掃効果が高いので歯みがき時間が短縮できる
- 自分で動かさなくてよいので疲れない
- 手指の運動が制限されている人でも効果的に歯みがきができる

● 電動歯ブラシの欠点

- 汚れが残っているのに磨いた気分になりやすい
- 歯並びの悪い部分、歯と歯の接している部分、歯と歯肉の境目 (歯ぐき) に回転している毛先が完全に当たらず磨き残しができることがある
- 回転している毛先が歯面や歯肉に強く当りすぎると、磨耗したり傷がつく
- 手用歯ブラシに比べ、重たい
- 価格が高い

● 電子歯ブラシ

　概観は手用歯ブラシと同じです。柄の部分に電池や半導体が内蔵され、毛先から電子が放出されます。この力を利用することで歯垢を取りやすくしています。歯みがきをした後は歯の表面がつるつるした感じになります。

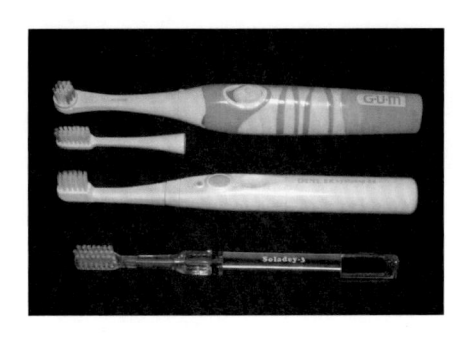

電動歯ブラシ
上から
一般的な電動歯ブラシ（回転運動と往復運動の2種類の刷毛部分がセットされている）、
超音波歯ブラシ、
電子歯ブラシ

Q5. 歯ブラシ以外の清掃器具は有効ですか？

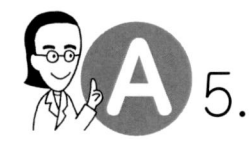

A5. 歯と歯が接している部分、ブリッジのダミーの歯と歯肉の間などは磨きにくいところです。専門の道具を使用するときれいに磨けます。

　歯の表面は歯ブラシだけできれいになります。しかし歯と歯が接しているコンタクト部分や、ブリッジのダミーと歯肉のすきま、そして舌の表面の清掃は簡単ではありません。専用の小道具をぜひ使用してください。

● デンタルフロス（糸ようじ）

　ナイロン製の細い糸で、ワックス付きタイプとワックスなしタイプがあります。使いやすいように柄に糸が付いた製品もあります。糸を両手の指に巻きつけて歯と歯の間に通して汚れを除去します。歯間部の清掃に効果があります。

● 歯間ブラシ

　ねじった針金にナイロンの毛を巻きつけた円柱形をした小さなブラシです。ブラシの大きさはSからLLまでいろいろあります。歯と歯の隙間がある部分、ブリッジのダミーと歯肉の隙間などは歯間ブラシを使うと十分に清掃できます。汚れを除去するだけでなく、歯肉のマッサージ効果もあります。

●舌ブラシ

　歯垢は歯の表面ばかりでなく、舌の表面にも付着します。舌の表面が白色や黄色に見える場合は舌のよごれ、つまり舌苔（ぜったい）が付着している可能性があります。

　以前はヘラ状のものでかき取っていましたが、近年は専用の舌ブラシがあります（先が開いた扇形やＴ字型など）。舌を傷付けないようにやさしく清掃してください。

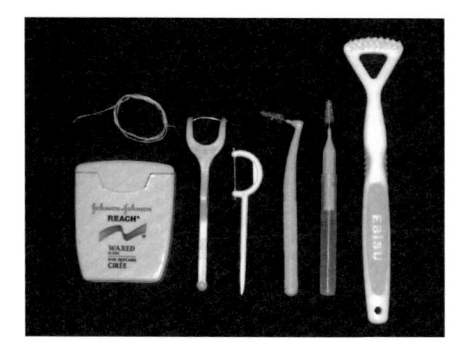

歯ブラシ以外の清掃器具
左から
ワックス付きのデンタルフロス、
柄付きのデンタルフロス（2種）、
歯間ブラシ（2種）、舌ブラシ

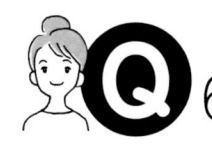

Q6. 歯みがき剤は使う必要ありますか？

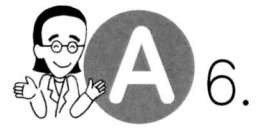

A6. 歯みがきの基本は、ブラシの反発力で歯の表面や歯肉などの汚れを取ることです。歯みがき剤は仕上げに使用する補助的なものと考えてください。

　歯みがき剤とは歯ブラシにつけて使用し、中に含まれる成分の研磨作用、発泡作用、溶解作用、抗菌作用などにより歯、歯肉を清掃し口の中を清潔に保つことを目的に製品化されたものです。

　歯に付着した歯垢は歯ブラシのみで充分に除去することができます。しかし口の中がさっぱりしたり、爽快な香りを残しながら他人とコミュニケーションをとることも大切で、仕上げに歯みがき剤を少量使うことは有効です。

●形状による分類
- 練り歯みがき
- 液状歯みがき
- 液体歯みがき
- 水歯みがき

●歯みがき剤の必要な要件
- 十分な清掃作用があること
- 歯や歯肉を痛めることがないこと
- 唾液の働きを阻害しないこと
- 歯に着色しないこと
- 飲んでも害がないこと
- 味や香りがよいこと
- 使い心地がよいこと

●歯みがき剤に含まれる成分

・研磨剤
　　　歯の表面に付着している歯垢や色素を除去する
・保湿剤
　　　研磨剤に湿り気を与え、乾燥を防ぎ性状を安定させる
・発泡剤
　　　口の中で歯みがき剤が広がり、歯みがき効果を高める
・粘結剤
　　　歯みがき剤の成分の安定
・香味剤
　　　使用時の爽快感
・保存料
　　　歯みがき剤を使い終わるまで細菌の影響を最小限に抑える
・着色剤
　　　歯みがき剤の見た目を良くする
・薬用成分
　　　虫歯予防、歯周病予防、知覚過敏の症状軽減など

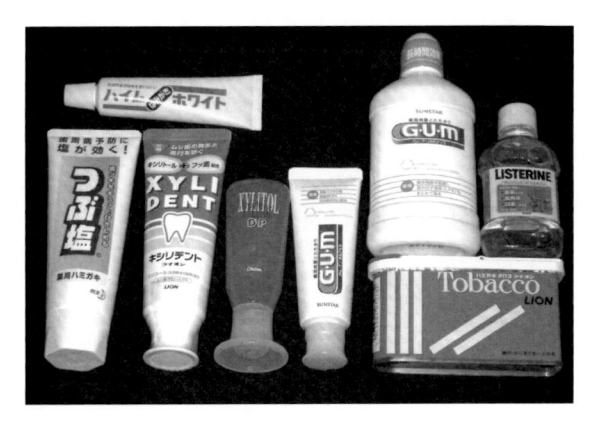

歯みがき剤
(左上) 基本的な成分だけ含まれている歯みがき剤。化粧品として分類されている
(下、左の2本) 薬用成分 (塩分、キシリトール) が配合されている。医薬部外品と分類されている
(真ん中の2本) 液状歯みがき剤です。どろっとしたジェル状で歯間部に染みこみやすい
(右側2本) 液体歯みがき (ガムデンタルリンス) と、水歯みがき (リステリン)
(右下) 粉歯みがきのタバコライオン。粉状の製品は最近あまり使用されていない

Q7. 洗口剤は使う必要ありますか？

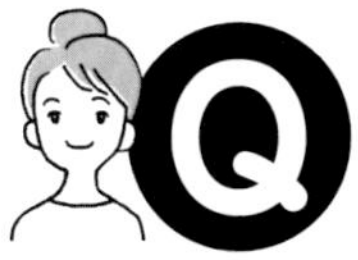

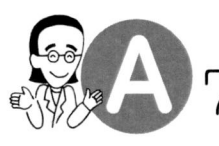

A7. 外食をしたときや人と会うときなど口臭を消したり虫歯の予防という考えで使用してください。

　口の中の健康やエチケットに関心を示す人が増えています。食後に歯みがきを行うことは大切ですが、外出時はできないこともあり、そのようなとき簡便に使用できる洗口剤、口中清涼剤は便利です。

● 洗口剤の種類

・洗口剤

　薬剤を口に含み、少し下を向き頬を動かしてブクブクさせ、歯や歯肉、頬粘膜に薬剤を接触させる。あくまで口臭と虫歯予防。歯みがき剤とは異なり研磨剤や発泡剤は配合されていないので泡立つことはない。アルコールが配合されているものが多い。代表的な商品名はリステリン。

・口中清涼剤

　仁丹が有名。近年の製品には、スプレー式、錠剤、シート状、ガムなどいろいろなタイプがある。香料による口臭のマスキング効果があり、外出時に簡便に使用できる。

・液体歯みがき

　洗口剤と同様に液状。本来の使い方は薬液を口に含みブクブクうがいをして吐き出した後、歯ブラシでみがく。ブクブクうがいだけに使用されることが多い。ガムのデンタルリンスが有名。

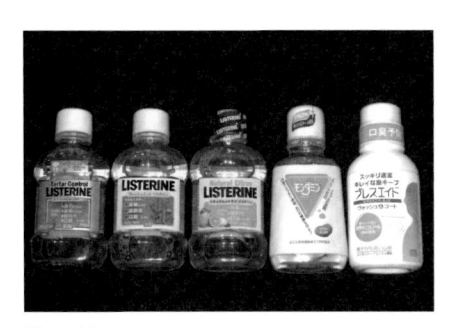

洗口剤
左からリステリン（クリーンミント・フレッシュミント・ナチュラルシトラス）・モンダミン・ブレスエイド

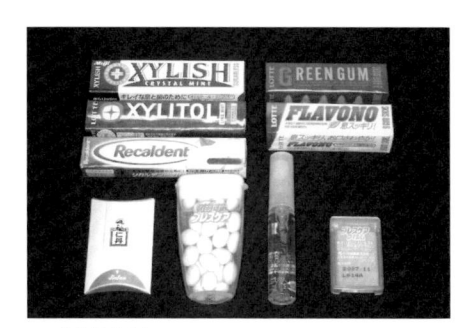

口中清涼剤
（上の5種類）一般的なガム
（下：左から）昔から有名な仁丹、タブレット状・スプレー式・シート状の各種清涼剤です。

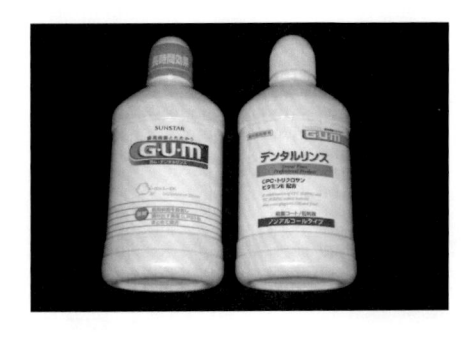

液体歯みがき
左からガムデンタルリンス
(アルコール含有タイプ、ノンアルコールタイプ)

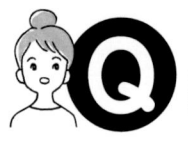

Q8. 介護が必要な高齢者の歯みがきは大切ですか?

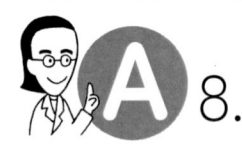

A8. 寝たきりの高齢者は全身的な介護に時間と労力が必要なため、口腔内の清掃が不十分であることも多く、そのために病状が悪化することも考えられます。歯みがきは大切です。

● 介護が必要な高齢者の口腔内の病状

- 重症の虫歯が見られ、歯冠の崩壊や歯の脱落まで及んでいる
- 入れ歯を使用している場合は、食物残渣や歯垢が付着している
- 唾液の分泌量が少なくなり、口腔内が乾燥している
- 口から食事をしていない人は咀嚼力、嚥下力が低下している
- 舌苔が付着している
- 口臭を感じる
- 体力低下により、口腔カンジダ症にかかり、口腔内に白い苔が見られる
- 口腔内の細菌を肺に誤嚥し、肺炎になる場合がある。

● 歯みがき (口腔ケア) の目的

- 虫歯や歯槽膿漏の予防
- 口腔カンジダ症や誤嚥性肺炎の原因となる口腔内の細菌数を減らす
- 義歯に付着した汚れの除去
- 口腔内をサッパリさせ、食欲増進を促す
- 口腔ケアを習慣にして、生活のリズムを作る

Q9. 「簡単にできる口腔ケア」はありますか？

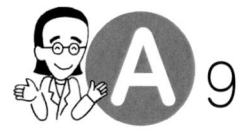

A9. 「口腔ケア」自体は広くさまざまな内容を含みます。ここでは5分間で完了できる簡単な方法として、①歯ぐきの清掃、②舌の清掃、③歯面みがき、④うがいを行います。専門家でなくても理解しやすい方法です。

　「口腔ケア」の全貌と意義については後述します (p.○○)。口腔ケアとは虫歯や歯槽膿漏の予防だけではなく、**誤嚥性肺炎を予防するためにも非常に大切**です。しかし家族が毎日口腔ケアを行うことは容易ではありません。家族の負担にならず、簡便に的確に行えるケアの方法が必要になっていました。

　平成12年から3年間をかけ厚生労働省の研究費補助金をもとに高齢者歯科の専門医により画期的な「5分でできる口腔ケア」が考えられました。以下にその概要を説明します。

●口腔ケアの必要条件

- 家族でも簡単に行えること
- 誤嚥などが起こらず安全なこと
- 家族の負担にならないこと
- 効果がはっきり認められること
- 誰が行っても同じ効果が認められること
- 費用が安いこと
- 口全体がきれいになること

●5分でできる実践方法

① 口腔ケアスポンジ：1分

ケア用のスポンジで歯ぐき、口腔粘膜の汚れを除去します。
この時、口腔内のマッサージ効果も認められます。

② 舌ブラシ：30 秒

舌苔を除去します。口臭の予防にもなります。

③ 電動歯ブラシ：2 分 30 秒

介助者の疲労が少なく歯みがきが行えます。必ず回転式のブラシを使用してください。

④ うがい：1 分

口腔内の汚れを外に出します。
うがいができない人はスプレー式の器具で水を噴霧し、ガーゼでふき取ってください。

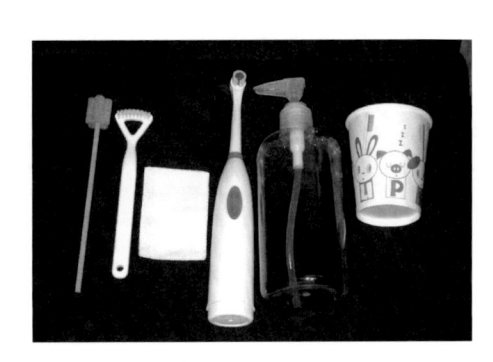

●口腔ケアに使用する機材
（左から）口腔ケアスポンジ、舌ブラシ、ガーゼ、回転式の電動歯ブラシ(100 円均一ショップで販売されているタイプ)、噴霧用スプレー(100 円均一ショップで販売されているタイプ。中身はうがいするときと同じ濃度のイソジン液)・紙コップ

Part 3

歌からわかる口の健康

- ・口の汚れ、歯の汚れ
- ・虫歯、歯並び、奥歯の腫れ
- ・抜歯した後
- ・口臭とその原因
- ・舌の汚れ
- ・口の渇き

口を見れば、その人の健康状態が
ある程度わかるものです。
音楽療法士はセッションを行う中で、
対象者の口の様子から、その人の健康状態を
推しはかることも必要になってきます。
そのための基礎知識をご紹介しましょう。

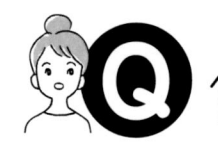

Q1. 音楽療法の対象者の中には、口の中が汚れていたり、口の病気がある人が多いようですが…

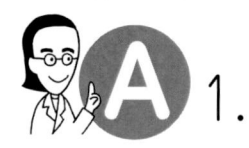

A1. 口は外から進入した細菌や食物のカスなどで不潔になると、虫歯、歯槽膿漏、粘膜の病気などにかかりやすくなります。また口の中は非常に敏感ですから、小さな傷があるだけで非常に不快な症状が出ます。歌うことに支障が出ることは十分に予想されます。楽しく歌うためにも口の中の健康に注意してください。

Q2. 対象者で虫歯が見られる人がいます。何か良い予防方法はありますか？

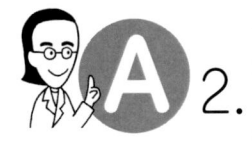

A2. 口の中の食物のカスや歯垢（プラーク）を歯ブラシ、歯間ブラシ、デンタルフロス（糸ようじ）などで除去することが虫歯の予防になります。歯と歯の接している部分と歯と歯肉の境い目が重要です。虫歯予防としてフッ素を塗布する方法もあります。

●虫歯の発生

　虫歯とは虫歯菌（ミュータンス菌）が歯に付着している食物のカスの中の糖分を餌にして酸を発生させます。この酸で歯が溶かされることにより起こる病気です。

●虫歯の予防

　口の中の食物のカスや細菌の集合体である歯垢（プラーク）を歯ブラシで除去することが虫歯の予防になります。

　汚れが歯のまわりで固まり歯石になった場合は、歯科医院で歯石除去することをお勧めします。歯科医院で歯石除去するとき使用する超音波スケーラーは歯の周りに付着し膜状になった細菌層（バイオフィルム）を破壊することもできるので、予防として効果的です。

●フッ素塗布

　虫歯の予防と初期の虫歯の再石灰化を目的に清掃後の歯の表面にフッ素を塗る方法です。しかし完全に予防できるものではありません。

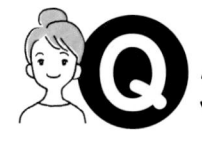

Q3. 歯並びが悪いとうまく歌えないようですが…

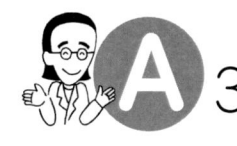

A3. 前歯の噛み合わせが悪く口唇が常に開いている場合は息が漏れてしまうため歌声に支障がおこることがあります。軽度の歯列不正はほとんど心配はないと思います。しかし歯ならびが悪いと人前で口を開けることに抵抗を感じるなど心理的な障害が起こることもあります。

　歯ならびや噛み合わせの不良は快適な日常生活を送るとき、医学的、心理的障害となることが予想されます。

　歯並び不良とは、「叢生または乱杭歯（らんぐいば）」、「上顎前突または出っ歯」、「反対咬合または受け口」に分類されます。

●歯並び不良で発生すると思われる症状

① 歯みがきが十分にできないため虫歯、歯槽膿漏に罹りやすい
② 口臭を感じる
③ 食物を完全に噛むことができない
④ 息が漏れて発音障害が起こりやすい
⑤ 人前で口を開けることに抵抗を感じる、はずかしい

Q4. 奥歯が腫れて歌えないという対象者がいますが…

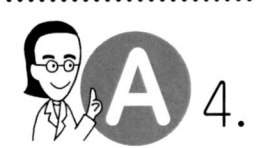

A4. 「親知らず」は歯並びの一番後ろに位置しています。このため完全に生えてこなかったり、歯みがき不良が原因で虫歯になったり、歯肉が腫れたりすることがよくあります。口が開きにくくなったり、のどが痛くなる場合もあります。そのため口を開けて歌うことはできなくなります。早めの治療をお勧めします。

Q5. 歯を抜いた後は、歌声が変わるのでしょうか?

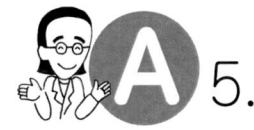

A5. 前歯を抜いたとき、多数の歯を抜いたときは息が漏れてしまい、歌声が変わる可能性があります。取り付け式のブリッジや義歯（取り外し式の入れ歯）を装着しなくてはいけません。最近は人工歯根のインプラントを植え込む方法も開発されていますが、詳しくは歯科医師に相談してください。

●少数の歯を抜いたときの治療方法について

　抜いた歯の両隣りにぐらつきがなく健康な歯が残っている場合、隣接歯に被覆冠を連続的に被せ、橋を渡したような形態で欠損部を補う治療方法です。一般的にブリッジと呼ばれる治療法です。
　歯科用セメントで接着するので審美的に優れています。また噛み合わせの力にも耐えることができます。

●多数の歯を抜いたときの治療方法について

　歯をすべて喪失したときや、少数の歯しか残っていないときは、取り外し式の義歯を装着します。

Q6. 歯の表面が黒く汚れている人がいますが…

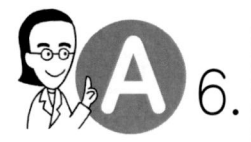

A6. お茶の茶渋が歯の表面に付着しています。日本茶、ウーロン茶、紅茶をたくさん飲むと付くことが多いようです。病気ではありませんが、気になる人は歯医者さんでの除去をお勧めします。また歯ぐきの深い所に付着した歯石が硬くなり黒くなることもあります。こちらは歯肉に悪影響が出ますので、歯科医院を受診してください。

Q7. 近くで口臭を感じる対象者がいるのですが…

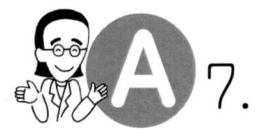

A7. 口臭の原因の多くは口の中にあります。歯垢（プラーク）、食物残渣、歯石、舌苔が原因のことが少なくありません。歯みがきを行うだけで改善される場合があります。また高齢者は義歯（入れ歯）の裏側や頬粘膜などの清掃を丹念に行うことも必要です。

●口臭の原因物質

揮発性硫化物（硫化水素・メチルメルカプタンなど）が原因物質といわれています。

●体の各部位から発生される臭い

・耳鼻咽喉科領域の疾患（蓄膿症・鼻炎・扁桃腺の炎症など）
・呼吸器の疾患（気管支炎・肺炎など）
・消化器系の病気（胃腸疾患・食道の憩室・胃食道逆流など）
・腎臓の機能不全（透析を必要としている位の腎臓機能不全）
・体臭（汗の臭い・頭髪臭・糞尿臭・足臭など）

　以上から発生する臭いは口臭の原因となることがありますが、頻度としては多くはありません。

●口臭発生部位とその頻度

・口の中　　　86％
・鼻やのど　　5％
・舌　　　　　3％
・消化器　　　1％

　この結果より、口臭は口腔内の原因が多いことが解ります。

●口腔内から発生する口臭の原因

・歯槽膿漏の歯の周りの歯周ポケット内の歯垢、血液、浸出液など
・虫歯の穴や被せ物の段差などに入り込んだ歯垢（プラーク）、歯石
・入れ歯（義歯）に付着している歯垢（プラーク）、歯石
・口の中に残っている食物残渣（食べカス）
・口呼吸や口腔乾燥症
・舌苔（舌の表面に見える白く残ったよごれ）

　口腔内の汚れのすべてが口臭の原因になります。
　その点からも口腔ケアが非常に大切です。

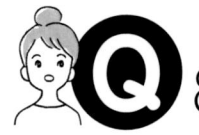

Q8. 舌の表面が白くなっている対象者がいるのですが…

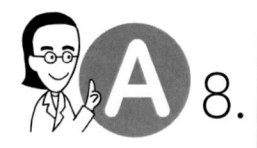

A8. 舌の表面に食べカス、歯垢（プラーク）が残っているためです。舌苔（ぜったい）といいます。これらの汚れは口臭だけでなく誤嚥性肺炎の原因になりますから清掃することが必要です。

●舌苔の清掃方法

　口腔ケア用のスポンジブラシ、専用の舌ブラシ、一般的な柔らかい歯ブラシ、または指先にガーゼを巻いて軽くこするようにして除去します。舌の表面が乾いていると取れないので、使用する器具を少し水分でぬらしてから使用してください。1日に1回行うと舌の表面がきれいになります。唾液の分泌が減少する口腔乾燥症の人は、清掃した後、保湿剤を口腔内に塗布するといいでしょう。

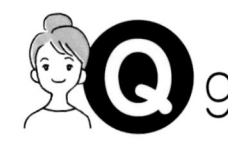

Q9. のどが渇くから長い時間歌えなくなったという対象者がいるのですが…

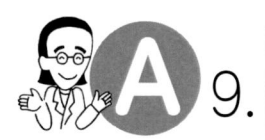

A9. 唾液（だ）の分泌が少なくなる口腔乾燥症でしょう。口やのどがカラカラになり、辛い症状が現れます。多くの高齢者にこの症状がありますが、自覚症状を感じないのが特徴です。

●口腔乾燥症とは

唾液の分泌が減少するためにさまざまな症状が起こります。

日本では約800万人の患者がいるといわれています。50歳台以上で患者数は多くなり高齢者の約40%がこの症状を訴えていると報告があります。しかし自分がこの病気であると気付いてない人も多く、自覚症状が少ないという特徴があります。歯科医の中でもまだ広く知られていないため、適切な治療を受けられない患者も少なくありません。

●唾液の分泌とは

唾液は耳下腺、顎下腺、舌下腺の3つの大唾液腺から分泌されて、その他口唇、頬粘膜などに存在する小唾液腺からも少量分泌されています。

唾液の分泌は自律神経に支配され、緊張すると交感神経優位となり口腔内が乾きます。リラックスすると副交感神経優位となり、サラサラした唾液が分泌され口腔内が潤います。このように精神状態が微妙に関係するのです。

●唾液の働き

- 自浄作用
    歯面や粘膜の食べかすを洗い流す
- 緩衝作用
    口の中のPHを中性に保つ
- 再石灰化作用
    歯の表面の初期虫歯を修復する
- 抗菌作用
    口に入って来た細菌や微生物と戦う
- 潤滑作用
    粘膜の表面を保護する
- 消化作用
    食べ物を消化する
- 傷の治癒作用
    傷を修復する作用がある。動物がケガしたときにペロペロなめるのは、この働きがあるため

●口腔乾燥症の症状

- 口腔内が常に乾燥している
- 口がネバネバする
- 食事のとき飲み込みにくい
- 話しにくい
- 長電話ができない
- 口臭が強くなった

●口腔乾燥症の原因

・内服している薬の副作用
・唾液腺が壊されてしまうシェーングレン症候群
・糖尿病、腎臓疾患などの基礎疾患
・脳卒中の後遺症
・虫歯や歯槽膿漏などの歯科疾患
・ストレス

●治療方法

・水分の補給
・洗口液、保湿剤を利用した口腔ケア
・口呼吸の改善
・歯科治療
・服用薬剤の中止や変更
・生活習慣を改善してストレスを少なくする

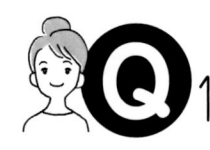

Q10. 歌うことから、口の異常や病気をチェックすることは必要ですね？

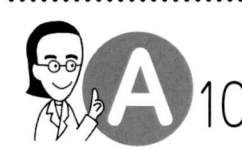

A10. 音楽療法士のもう一つの仕事とも言えます。対象者全員が楽しい音楽活動を続けるために、音楽療法士は口の健康維持に関心を示す必要があると思います。

　歌うという行為は必ず口やのどを使います。虫歯や歯槽膿漏などの歯科疾患を無視することはできません。舌や頬粘膜、顔の筋肉（表情筋）、呼吸の機能障害があるときの歌は、特に大きな障害につながります。また口臭があると楽しい音楽活動に支障が起こるでしょう。

　むしろ音楽療法士に意識していただきたいのは、歌う活動は舌を動かすのでリハビリ効果が十分あるということです。舌のリハビリを継続して行うことは、のどの筋肉を柔らかくし、機能低下を防止することができます。食物や唾液や水分が気管に流入する誤嚥防止につながるのです。高齢者の寝たきりにつながる誤嚥性肺炎を防止できる可能性もあるのです。

　音楽家は歌う活動と口の健康維持との関係を理解し、歌うことが口腔ケア (p.○○) になり、それがいかに全身の健康維持に効果があるかを啓蒙していただきたいと思います。

Part 4

音楽療法と口腔ケア
── 改正介護保険法での柱として

- 口腔ケアって何？　その目的は？
- 具体的にどんなことを行うの？
- 「改正介護保険法」での介護サービスの重要な柱
- 口腔ケアは誰が行うの？
- 音楽療法士は口腔ケアを行ってもいいの？

「改正介護保険法」は、どこが新しくなったのでしょうか。
ひとことで言えば、
「予防重視型」の制度に変わったということです。
すべての高齢者を視野に入れ、介護が必要とならないように
早め早めに機能の維持・回復に努めることを
国家的に支援する施策と言えます。
その中でポイントは、「口腔機能の向上」が
大きな柱として位置づけられたことです。
音楽療法における「歌う活動」が、ここで大きな意味を持ってきます。
歌うことは、口腔機能の向上と深い結びつきがあるからです。
制度の内容および背景と、音楽療法とのかかわりを説明します。

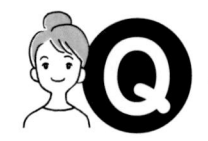

Q1. 口腔ケアって何ですか?

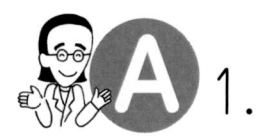

A1. 口腔ケアとは、歯みがきや、入れ歯の手入れだけではありません。口の病気や障害に対する「予防」、「治療」、「リハビリテーション」のすべてのサービスを指します。そして「口が全身の健康の出発点である」という医学の考え方を啓蒙する運動とも言えます。

「口腔」とは「口の中」を指す言葉です。
　「口腔ケア」は担当する職種により行われる内容が異なるため、これまで統一した定義はありません。一般には、次に示す内容が口腔ケアと考えられてきました。

① 虫歯や歯槽膿漏などに対して行われる歯科治療
② 看護師や歯科衛生士などが行う専門的な予防処置（歯みがき・舌や歯ぐきの清拭など）
③ 自ら行う毎日の歯みがき

でも、これらはどちらかと言えば「狭義の口腔ケア」です。

●**改正介護保険法における口腔ケアの考え**

改正介護保険法（平成18年4月より施行）では「口腔ケア」という言い方ではなく、「口腔機能の向上」という言い方をしています。
　一般的に口腔ケアは歯みがきを中心とする歯の手入れと捉えられていたのに対し、改正介護保険における「口腔機能の向上」では、もっと広く心身の健康の促進までを視野に入れています。
　要介護者に対する歯みがき、食物の飲み込みができづらくなった人に行われる**摂食嚥下訓練**、おしゃべりのできなくなった人に対する**発音・発話訓練**、お化粧やヘアメイクなど口腔が担っているあらゆる働き（**摂食、咀嚼、嚥下、構音、審美性、顔貌の回復、唾液分泌機能など**）を健全に維持し、または**介護**すること。以上のように広義の内容として考えられています。
　「口腔ケア」はイコール「口腔機能の向上」と考えてよいと思います。

Q2. 口腔ケアの目的は？何のために行うのですか？

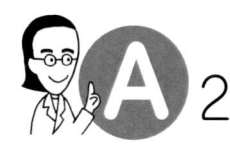

A2. 虫歯、歯周疾患（歯槽膿漏）、口内炎、口の疾患が原因で起こる肺炎などの全身疾患、これらすべてを予防し、全身機能の向上と低下防止を意図しています。

●口腔ケアの具体例

1. 歯みがき
    歯ブラシ・歯間ブラシ・デンタルフロス（糸ようじ）で歯の表面、歯と歯の間、歯と歯肉の境の汚れを除去する

2. 口腔清掃
    ・舌苔（ぜったい）と呼ばれる舌の表面の汚れや頬の内側や歯ぐきの汚れを舌ブラシ・口腔ケアスポンジ・ガーゼなどで除去する
    ・うがいやスプレー器具を利用した水洗も効果がある
    ・口臭や口腔乾燥に対するケアや指導も行う

3. 義歯（入れ歯）の装着と手入れ
    ・ブラシ・洗浄剤による洗浄
    ・安定剤を使った装着方法の指導
    ・義歯の保管方法の指導

4. 摂食嚥下訓練
    ・直接法：患者に食物を訓練として飲み込んでもらう方法
    ・受動的間接法：患者の口の中に治療者が手指を挿入して頬や舌の訓練を行う方法

・能動的間接法：治療者が口・頬・舌などの筋肉の動かし方を手本として見せ、患者自身がそれを真似て自ら行う方法

（間接法では、食物を飲み込むことはないので窒息の危険はない）

5. **発音や会話の訓練**
 ・「パ行」「タ行」「カ行」「ラ行」の言葉を発音する
 ・歌、早口言葉などを使用する

6. **咀嚼、嚥下、だ液の分泌に必要な筋肉の運動**
 ・顔の筋肉（表情筋）や、口唇周囲の筋肉、舌のストレッチ体操を行う
 ・頭頚部、肩、腕、手のストレッチ体操を行う

7. **呼吸法**
 摂食・嚥下に関係する腹式呼吸の訓練を行う

8. **審美的なケア**
 美装（唇・あご・頬・肌の手入れ、マッサージやメイクなど）を行う

9. **嚥下体操**
 ・摂食嚥下のとき働く筋肉のストレッチ体操を音楽に合わせて行う
 ・誤嚥予防を目的に行う

10. **リラックス**
 ・楽しい音楽活動や会話を通じてストレスを取り除きQOL向上を目指す
 ・だ液の分泌を増やし、口腔内の自浄作用を良くする

★表中の4〜10の太字の内容は、音楽家や音楽療法士が音楽活動の中に採り入れることができるものです。

Q3. 口腔ケアは介護サービスの中で行われるのですか？

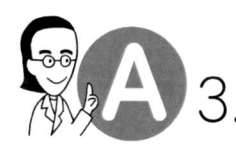

A3. 2006年4月から始まった改正介護保険法の中で、口腔ケアはきわめて重要なサービスの一つに位置づけられました。
口腔ケアは「介護予防のすべての出発点」となるものです。

● 2006年4月からスタートした改正介護保険法

この改正法での注目点は、高齢者の生活機能の低下を防止し、将来、介護が必要にならないように予防する「予防重視型」の制度に改められた点です。61ページ図の右側に記したように、すべての高齢者を、現在「介護」を必要とし介護給付を受けている人と、将来「介護」が必要とならないようにさまざまな予防を奨励する対象となる人(すなわち「介護予防」の対象となる人)とに分けて捉えています。

以前の介護保険法は、すでに介護が必要な人、病気に罹患している人など、比較的介護度の高い高齢者を対象としていたのに対し、新法では、比較的介護度の低い要支援の高齢者、さらに介護保険の認定を受けていない健康な高齢者など、すべての高齢者を視野に入れ、サービスがゆきわたるようにしています。

●高齢者と改正介護保険法の関係

わが国のすべての高齢者は基本的に次の2つ、介護保険の認定を受けている**「要介護者と要支援者」**(約640万人 図の上側)と、介護保険の認定を受けていない**「健康とされる高齢者と虚弱高齢者」**(約2,840万人 図の中央から下側)とに分かれます。(厚生労働省の2018年1月発表の集計資料から割り出した概数)

介護保険の認定を受けていない地域で生活する65歳以上の「健康な高齢者」は、さらに「虚弱な高齢者」と「健康な高齢者」とに分かれます。

「虚弱な高齢者」とは、現在は介護保険の認定を受けずに生活しているけれど、今後、要介護状態に陥る可能性が高い比較的体の弱い人を指します。これらの人々には「特定高齢者施策」のサービスが行われています。
　「虚弱高齢者」を除くすべての健康な高齢者に対しては「一般高齢者施策」のサービスが行われています。この２つを合わせて「地域支援事業」と呼び、高齢者が生涯にわたって自己実現をめざし、おのおの活発に社会参加ができるような街づくりを目指すとともに、高齢者が「食べること」を通じて食生活を楽しみ、低栄養の予防、誤嚥や窒息の予防、運動器の機能向上が達成できるよう、啓蒙のための講演会や各種予防活動が施策として行われています。
　この「一般高齢者施策」と「特定高齢者施策」における講演会や啓蒙活動では

① 運動器の機能向上
② 栄養状態の改善
③ **口腔機能の向上（口腔ケア）**
④ 閉じこもり予防・支援
⑤ 認知症予防・支援
⑥ うつ予防・支援

という６項目を目標の柱に掲げています。

　さて、図の上側は、介護保険の認定を受けている高齢者です。
　一番上は「要介護者」ですが、これらの人々は従来の制度と同じ介護サービスを受けています。

　介護認定を受けているもう一つのグループは上から２番目の「要支援」の高齢者です。
　軽度の要介護者や要支援状態の人々が対象です。これらの高齢者には新たに「新予防給付」のサービスが提供されるようになりました。主に通所介護施設や通所リハビリテーション施設で、または一部在宅で行われています。
　この「新予防給付」の要支援者に対して

① 運動器の機能向上
② 栄養状態の改善
③ **口腔機能の向上（口腔ケア）**

という３つのサービスが行われています。

　こうして見ると、「健康な高齢者」組への地域支援事業といい、「要支援」組への新予防給付事業といい、国の施策である「介護予防サービス」の中で、「口腔機能の向上（口腔ケア）」はきわめて重要な柱として位置づけられていることがお分かりでしょう。

改正介護保険法（2006年4月より施行）と高齢者の関係

これまで重度の要介護者を対象としていた介護保険制度は、
サービスの対象を広げ、**予防重視型の**制度へと改められた。
下の図の「介護予防」の部分が新しく整備され、
「介護予防」によってすべての高齢者が対象となったことに注目したい。

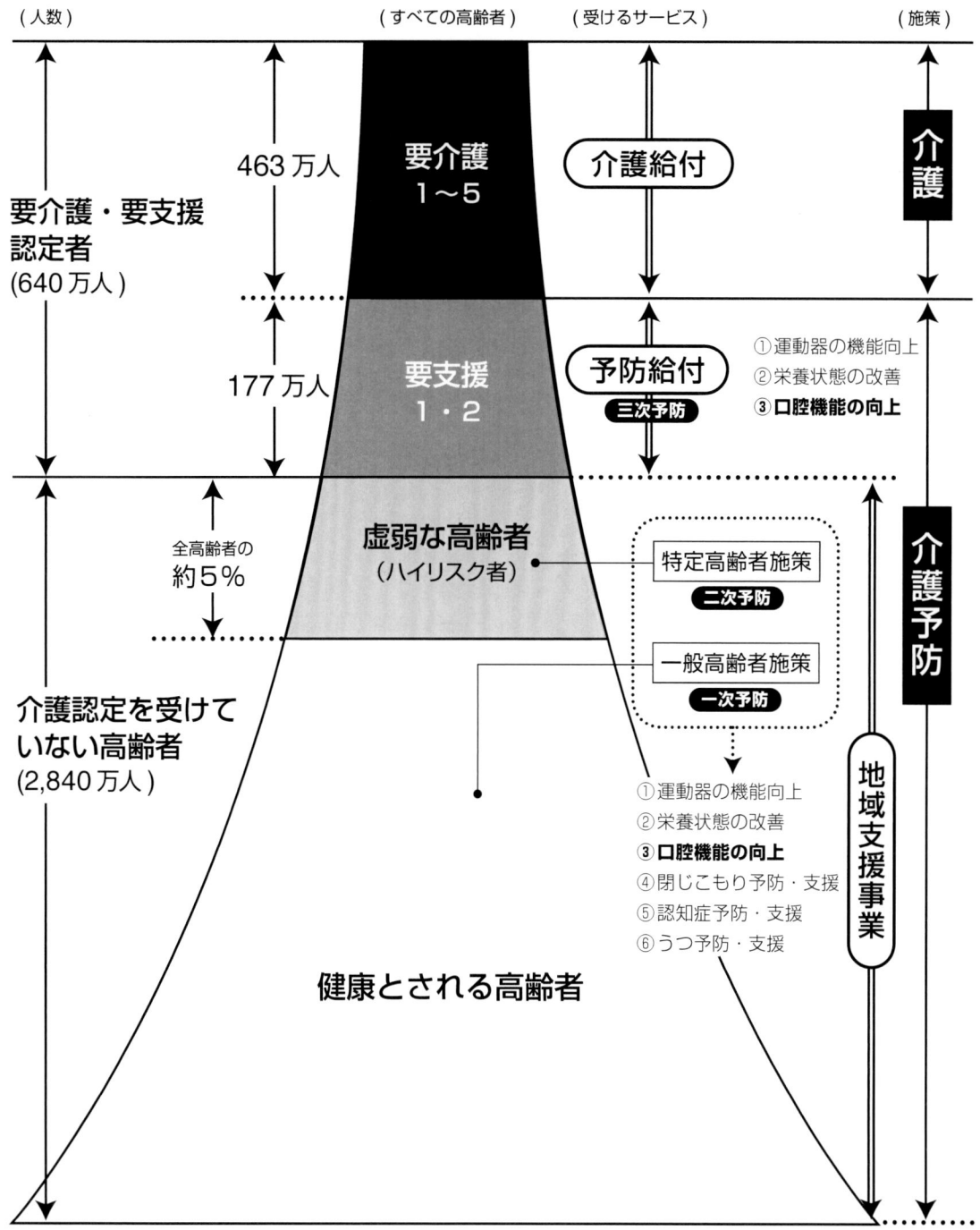

（人数）　　　　　　　　　　（すべての高齢者）（受けるサービス）　　　　　　　　（施策）

要介護・要支援認定者（640万人）
- 463万人　要介護1〜5　介護給付
- 177万人　要支援1・2　予防給付　三次予防
  - ①運動器の機能向上
  - ②栄養状態の改善
  - ③**口腔機能の向上**

介護

介護認定を受けていない高齢者（2,840万人）
- 全高齢者の約5%　虚弱な高齢者（ハイリスク者）
  - 特定高齢者施策　二次予防
  - 一般高齢者施策　一次予防
- 健康とされる高齢者

①運動器の機能向上
②栄養状態の改善
③**口腔機能の向上**
④閉じこもり予防・支援
⑤認知症予防・支援
⑥うつ予防・支援

地域支援事業

介護予防

（厚生労働省による2018年1月発表の集計資料から割り出した概数）

Part 4　音楽療法と口腔ケア

61

●改正介護保険法(新予防給付・地域支援事業)で支援される 3種類のサービスのトライアングル

```
        運動器の機能向上
          ↙      ↘
    栄養状態の改善 ←→ 口腔機能の向上
                      (口腔ケア)
```

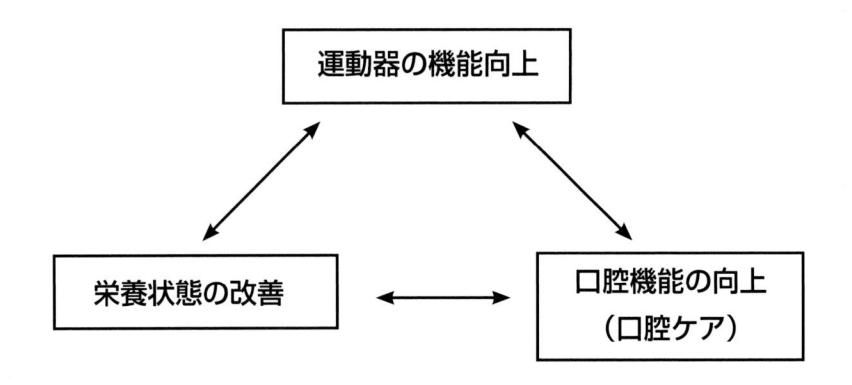

　図は3種類のサービスの関係を示しています。お互いに関連しているのが重要です。改正介護保険法においては、3つのこれらが独立して行われるのではなく、互いにリンクしながら行なわれることを目指しています。

　では、3種類はどのようにリンクしあっているのでしょうか。
　口の中に病気があったり、清掃状態が悪かったり、**飲み込みや呼吸などの口腔機能が悪いと十分な食事が取れなくなり栄養状態が悪く**なります。栄養状態が不十分だと**体力や筋力が低下**するため、歩いたり体を動かすことが困難になります。このような状態だと**転倒や骨折**して歩けなくなり**車イスや寝たきりの生活**状態になってしまうことも予想されます。このような状態になるとさらに食事が十分摂取できなくなり、口腔ケアを受けにくい状態となり口腔内は不衛生な状態となり、口腔機能がますます低下してしまいます。こうして悪循環のスパイラル状態が生じます。
　次に逆の状態を説明します。
　口腔ケアが十分に行われ口腔機能が正常に機能していると、**食事が美味しく摂取**できます。このため**栄養状態が改善**され、体を動かしたり、**活動的な日中活動**や日常生活に耐えられるだけの**筋肉や体力が維持**されます。これら毎日の活動を通じて運動器の機能も十分に維持され、高齢者は**健康的な生活**が送れるようになると考えられます。
　以上のように、口の機能は非常に大切です。口腔ケアがきちんとなされ口の機能が維持されていると健康を持続することができますが、**口腔ケアがおろそかになると寝たきりになってしまう**ことも予想されます。
　このように改正介護保険法における3本柱のサービスは、お互いにリンクしている関係だと解釈することが重要です。それが高齢者の生活機能の低下を防止することにつながるからです。
　「口は健康への表玄関」。そして同時に**「病気への表玄関」**でもある、という理由がお分かりいただけたでしょうか。

Q4. 口腔ケアは誰が行うのですか？

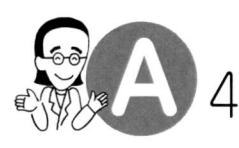

A4. ①病院や施設で患者や利用者の方々に対して医療行為または介護サービスとして行う場合は、医師・歯科医師・看護師・歯科衛生士・言語聴覚士が行います。
②家庭で要介護者に対し家族が日常生活のセルフケアとして行う場合は、医療行為ではないので専門資格は問われません。

●医療行為から日常セルフケアまで

　口腔ケアの内容は多岐にわたっています。A-2の具体例で示したように、「医療や介護サービス」として行われる場合は、歯みがき一つとっても医療行為であり、医師、歯科医師、看護師、歯科衛生士、言語聴覚士が行うものです。ただし歯槽膿漏や重度の歯科疾患がない場合に限り、介護福祉士やヘルパーが歯みがきを行うことは可能です（法律の拡大解釈適用による）。
　一方、要介護者に対し家族が行う、または、自分で歯みがきができない乳幼児に対し母親などが口腔ケアを行うことは、医療行為ではなく自己管理のもとでの「日常のセルフケア」と見なされ、専門家でなくても行うことができます。

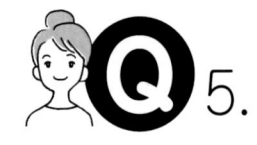

Q5. 音楽療法士は医療の専門資格ではありません。音楽療法としてできる口腔ケアの範囲と、特に留意することを教えてください。

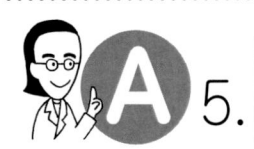

A5. もともと歌うということは、舌、頬、のど、顎、頚部の筋肉を動かす行為であり、これらはA-2で説明されているように広義の口腔ケアに通じると捉えることができます。正しい目的と評価を持って行うことで機能訓練になり得ます。音楽療法士は歌の活動を通じて、すでに口腔ケアの活動にかかわっていることを自覚しましょう。
歯ブラシ、手指を対象者の口の中に入れることは、医療行為とみなされ禁じられています。

● 音楽療法士がかかわることができる口腔ケアとは

　日頃の音楽療法で行う歌唱活動、そして歌を活用した発声・発音練習などにおいては、そうと自覚するまでもなく自然に、舌、頬、のど、顎、頚部の筋肉を動かし、刺激を与え活性化させています。これを、明確な意図と目的をもって行うことによって、各部位の機能訓練とさせ、リハビリ効果が得られるようにすることができます。

　一般に機能訓練と言うと、多くの人は、辛く単調でつまらないと感じているようです。だからこそ、ここで音楽療法士の出番です。音楽や歌を工夫して用い、自然に円滑に機能訓練を促進させることができれば、退屈することのないリハビリとして効果を向上させることができるでしょう。歌唱活動の中に、口腔ケアとしてのリハビリ要素を組み入れる工夫をしてみましょう（⇒本文p.○○）。

　歌唱活動は、一般的に考えられる音楽の楽しさ・リラックス効果・回想効果だけでなく、積極的に口腔ケアの領域とかかわっているのだという見識と自覚を、音楽療法士の方々には持っていただきたいと思います。

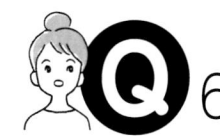

Q6. 口腔ケアとかかわる音楽療法士にとって、歯科の知識は必要でしょうか？

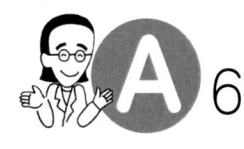

A6.
音楽療法のセッションは、参加者にとって、楽しく歌ったり、自発的におしゃべりをしたり、自分の感情を表すために口を開く貴重な機会です。その時、歯や口の病気があるために楽しく活動に参加できないことはよくあります。

歌う活動において口と歯は代表的な表現器官です。音楽療法士は幅広く歯科の知識についても知っておく必要があります。

口腔内の健康が高齢者の音楽療法に与える影響

日頃のセッションでは、ほとんど必ずと言っていいほど歌唱の機会がある。したがって、口腔内の健康状態が歌唱に直接影響し、セッションの効果が左右される。

1) 次のような症状があると、大きく口を開けることができない。
   「義歯(入れ歯)がゆるい」
   「落ちてくるような感じがする」
   「歯ぐきに傷があり口を動かすと痛みを感じる」
2) 総義歯(総入れ歯)を使用している人は口の外に飛び出すのではないかと心配する。特に「話すとき」「くしゃみをするとき」「歌うとき」。
3) 無歯顎(歯が1本も無い状態)や歯の欠損部位があると、息がもれてしまう。
   本人は一生懸命歌っても、外見からそのように見えないし聞こえない。
4) 歯槽膿漏や虫歯で歯ぐきが腫れていると、不快感から楽しく歌えない。
5) 体調は悪くなくても、入れ歯の調子が良くなければ歌いたい気持ちがなくなる。

　高齢者では以上のトラブルをかかえて音楽療法に参加している方は少なくないと思います。
　歯科の病気は体の病気の一部分と考え、音楽療法士も歯科の基礎知識を勉強する必要があるのではないでしょうか…

学術発表では76％が「歌唱」を研究

日本音楽療法学会の2年間の学術研究発表（高齢者、精神科領域）から

歌を歌うことは、音楽療法の現場では必ずと言っていいほど行われる活動ですが、音楽療法の学術研究の発表においても「歌唱」を研究に取り上げたものが圧倒的に多く、高齢者領域および精神科領域では76％にのぼります。

発表(口演・ポスター)で「歌唱」が研究に取り入れられた数

	口演発表 (仙台)	ポスター発表 (仙台)	口演発表 (札幌)	ポスター発表 (札幌)	合計
成人・緩和領域	7/15	2/4	12/33	5/11	26/63(41.3%)
児童	2/16	0/4	5/26	9/23	16/69(23.2%)
高齢者	23/32	0/1	30/37	22/28	75/98(76.5%)
精神科領域	7/8	1/1	4/7	4/5	16/21(76.2%)
その他 (生理・生化学的検証、アンケート)	3/5	1/3	1/8	0/11	5/27(18.5%)
合計	42/76	4/13	52/111	40/78	138/278(49.6%)

●第6回日本音楽療法学会学術大会(仙台、2006年)および第7回日本音楽療法学会学術大会(札幌、2007年)の要旨抄録集より、「研究方法」の項に「歌唱」が取り上げられた数を集計

高齢者領域での「歌唱」は、歌いながら昔を回想する回想療法的な使われ方が近年は増加していますし、精神科領域では心の中の感情を表出するために使われることが多いと言えます。

しかし、歌うことは口・舌・頬・のどなどを働かせ、リハビリ的な機能訓練と捉えて行われることにより、摂食嚥下機能や発音・呼吸機能の改善につながることが、すでに医療現場や介護現場の看護職・介護職によく認識されています。高齢者においては誤嚥性肺炎や寝たきりの予防につながる大切な活動です。

「口腔機能の向上」という側面から見るだけでも、歌唱活動は重要なリハビリ機能を持ち、今後は、高齢者や精神科領域に限らず、多くの対象者にとって医学的に根拠のある大切な活動として注目されていくことが予測されます。

Part 5

嚥下のメカニズム

・摂食嚥下って？
・飲み込みルートと呼吸ルートの立体交差
・要介護者の死因と「肺炎」
・誤嚥性肺炎って？
・誤嚥性肺炎を予防するには？
・音楽療法士ができること、気をつけること

介護予防事業における口腔ケアの大きなねらいの一つに
高齢者の嚥下力を高め、「誤嚥性肺炎」の防止を
促進することがあります。
高齢者のこの領域に音楽療法士がかかわり、
歌うことによって嚥下力の機能を向上させることができれば
それは根拠にもとづいた音楽療法の実践であり
医学的に大きな貢献をもたらすことになると
いうことができるでしょう。
そこで、音楽療法士が心得ておくべき
嚥下の知識を整理しました。

Q1. 摂食嚥下とは何ですか？

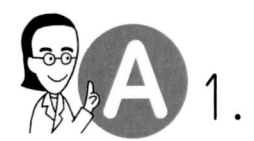

A1. ①食べものを目で見て認識し、②口腔内に取り込み、③噛み砕き、④ゴクンと飲み込んで、⑤食道から胃に送り込まれる。この①から⑤の一連の過程をいいます。

「摂食嚥下」を理解するには咽頭部の構造を理解しておく必要があります（⇒右図）。

1. **咽頭**は、①食物を飲み込む「消化器系」の働きと、②呼吸をする「呼吸器系」の働きを持っています。この同居する２つの働きを、必要に応じて使い分けています。これは、人間ならではの高度の機能です。
2. **咽頭の上部**は、鼻腔と口腔があり、上から**「鼻部咽頭」**（軟口蓋より上）、**「口部咽頭」**（口を開けたとき見える部分）、となります。
3. **咽頭の下部**は、**「喉頭部咽頭」**と言います。喉頭口から輪状軟骨の下端までの空間を指します。
4. 空気が通る**「気管」**は体の前方（胸側）、食物が通る**「食道」**は後方（背中側）に分岐しています。呼吸をするときは喉頭口から気管に向かって空気が入ります。ものを食べて飲み込むときは、喉頭蓋がふたとなって喉頭口（気管の入り口）をふさぎ、食物が食道に流れるようにします。このように咽頭部（とりわけ喉頭部咽頭）は、食物と空気の通行が**「立体交差」**する要所であり、通常は正しく交通が流れ、ルートが混乱しないような仕組みになっています。

嚥下時と呼吸時の「通路」の切り替え

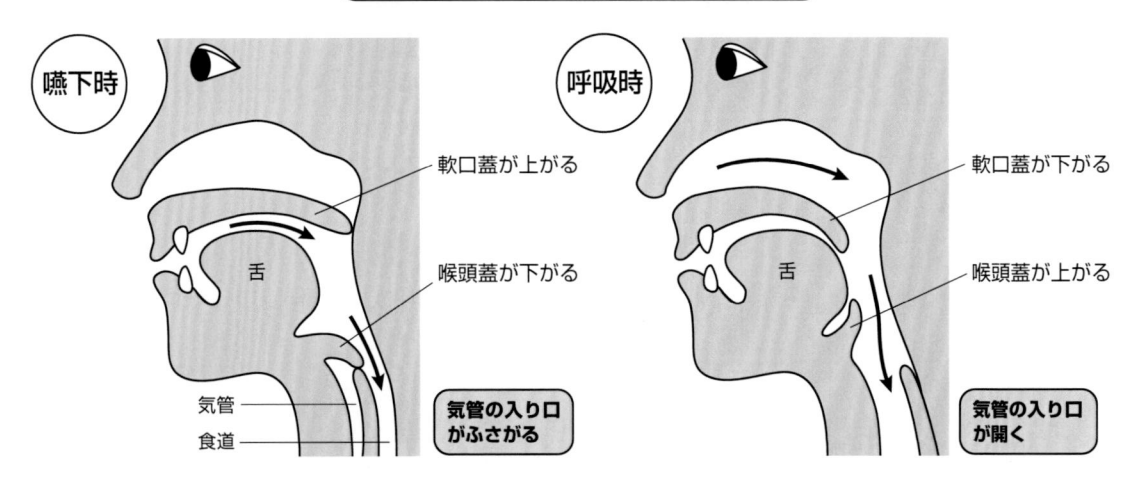

嚥下時: 軟口蓋が上がる／喉頭蓋が下がる／気管／食道／気管の入り口がふさがる

呼吸時: 軟口蓋が下がる／喉頭蓋が上がる／気管の入り口が開く

【口腔・咽頭部】

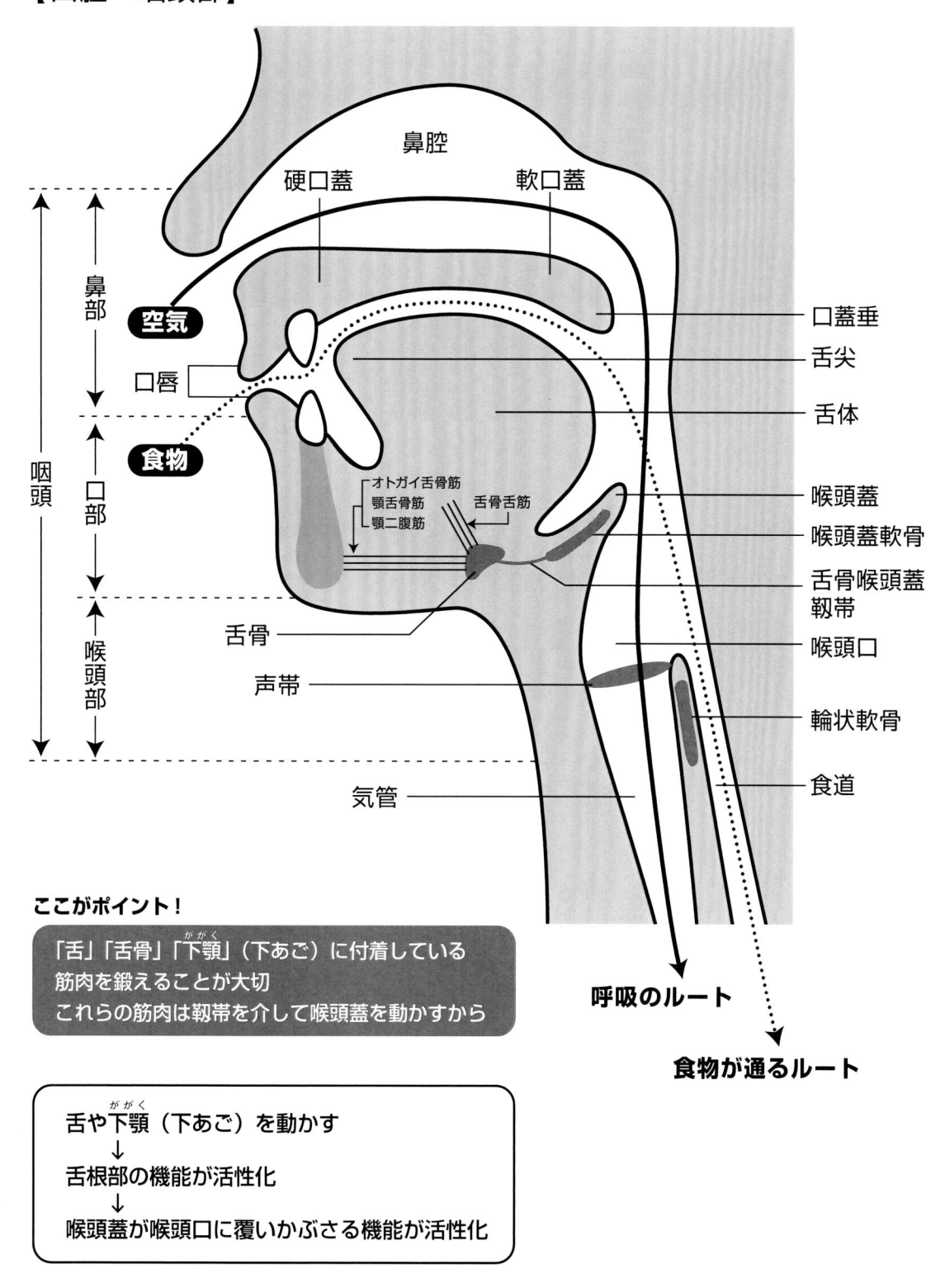

図中ラベル:
- 鼻腔
- 硬口蓋
- 軟口蓋
- 口蓋垂
- 舌尖
- 舌体
- 喉頭蓋
- 喉頭蓋軟骨
- 舌骨喉頭蓋靱帯
- 喉頭口
- 輪状軟骨
- 食道
- 気管
- 声帯
- 舌骨
- オトガイ舌骨筋
- 顎舌骨筋
- 顎二腹筋
- 舌骨舌筋
- 空気
- 食物
- 口唇

範囲表示:
- 鼻部
- 口部
- 喉頭部
- 咽頭

- 呼吸のルート
- 食物が通るルート

ここがポイント！

「舌」「舌骨」「下顎(がく)」(下あご)に付着している筋肉を鍛えることが大切
これらの筋肉は靱帯を介して喉頭蓋を動かすから

舌や下顎(がく)(下あご)を動かす
↓
舌根部の機能が活性化
↓
喉頭蓋が喉頭口に覆いかぶさる機能が活性化

喉頭蓋軟骨(喉頭蓋の中にある)は、舌骨喉頭蓋靱帯を介して舌骨とつながっている。その舌骨は、オトガイ舌骨筋・顎舌骨筋・顎二腹筋・舌骨舌筋を介して下顎骨や舌とつながっている。

Part 5 嚥下のメカニズム

摂食嚥下のメカニズム

> 1 **先行期**‥‥「あ、食べ物だ、口に入れて大丈夫だな」と認識する
> 2 **準備期**‥‥食物を口に取り込む。咀嚼して唾液と混ぜ合わせ、食塊を作る
> 3 **口腔期**‥‥舌を使って食塊を咽頭へ送り込む
> 4 **咽頭期**‥‥食物が咽頭を通過する。同時に、鼻腔・口腔・喉頭口は閉鎖し、呼吸は一時停止する。
> 5 **食道期**‥‥食物が食道を通過する

1 先行期 (図1)

食物を口に取り込む前段階として、食物を目で見て、手で触れて、鼻で臭いを嗅ぎ、食物の素材・形状や硬さや匂いを認識し、食べる態勢に入ります。どれから食べ、一口分としてどの程度の量を取り入れるかを決定します

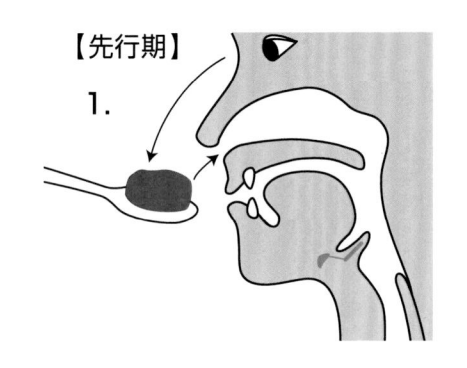

2 準備期 (図2)

食物を（手や箸やスプーンを使って）口の中に取り込む作業と、取り込まれた食物を噛み砕き、舌の上で唾液と混ぜ合わせてドロドロの食塊にまとめる一連の作業です

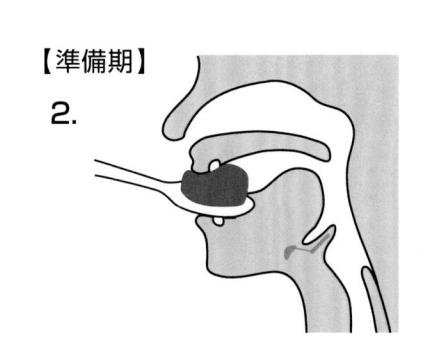

3 口腔期 (図3)

舌により食塊がのどに送り込まれる過程です。これらは自分の意志で行われる随意運動です

(図3の①) 舌を押し上げて、口蓋の前部に密着させる
(図3の②、図4の③) 舌が前方から後方に向かって盛り上がり、その力で食塊を後方へ送り込む

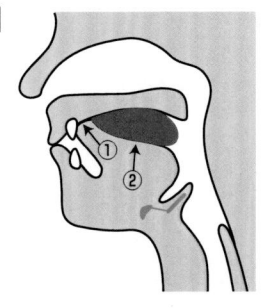

【咽頭期】

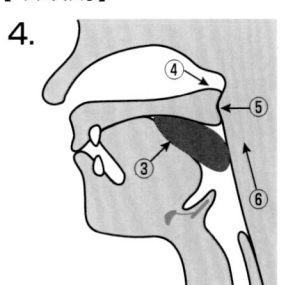

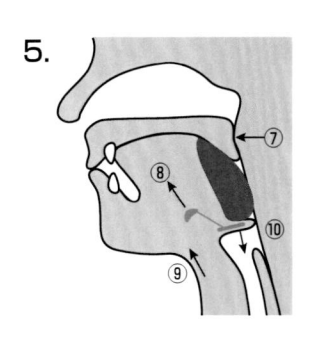

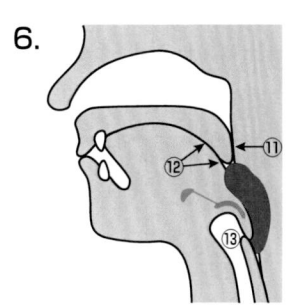

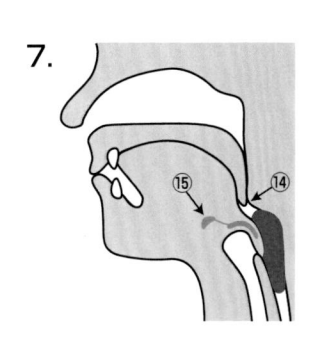

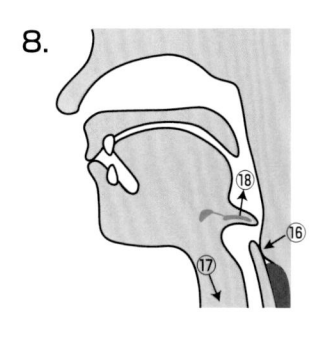

4.

5.

6.

7.

8.

4 咽頭期（図4〜8）

　飲み込んだ食塊が、口部咽頭から食道の入り口まで達する段階。これらは食塊を飲み込んだ刺激による反射運動として行われます。

（図4の④）軟口蓋が後上方へ引き上がり、同時に
（図4の⑤）咽頭後壁が前方に隆起し、口腔と鼻腔を遮断する
（図4の⑥）咽頭が挙上する

（図5の⑦）盛り上がった咽頭は、順次下降する
（図5の⑧と⑨）舌骨と喉頭が挙上する。舌根部が喉頭口をふたをするような形になり喉頭口は閉鎖される
（図5の⑩）さらに舌根部の後方移動により喉頭蓋が喉頭口に覆い被さり完全に喉頭口を閉鎖する

（図6の⑪）口部咽頭筋の収縮と
（図6の⑫）舌根部と軟口蓋がピタッとくっつき、食塊は食道へ流れる
（図6の⑬）喉頭口と声帯は閉鎖され食物や唾液の流入はない

（図7の⑭）喉頭部咽頭の収縮筋の収縮で食塊は食道へ流れる
（図7の⑮）舌骨が下降し元の位置に戻る

（図8の⑯）喉頭部咽頭の収縮筋の収縮で食道の入り口が閉鎖され食塊はさらに胃に向かって進む
（図8の⑰）喉頭が下降し
（図8の⑱）喉頭蓋が上昇し元の位置に戻る。この段階で気道が開通して呼吸が再開する

5 食道期

　食道の筋肉の収縮運動と重力により、食塊は胃に向かい送られる段階

Q2. 食べ物を飲み込むだけで、肺炎になることがあるって本当ですか?

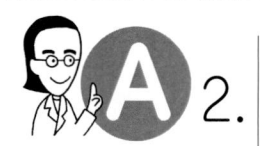

A2. 飲み込んだ食物(細菌を多く含む)が食道に入らず気管に流入してしまったり、寝ている間に自分の唾液(細菌を多く含む)が気管に流れ込み、肺炎を引き起こすことがあります。これは「誤嚥性肺炎」と呼ばれ、要介護者の死因のトップです。

気管に食物や唾液が流れ込む危険性

口の中で咀嚼し飲み込んだ食塊は、食道に流れ込むのが正しいルートです。摂食嚥下のメカニズムで説明したように、食塊が気管や食道の入り口の少し手前の口部咽頭にさしかかると**舌根部が喉頭口(気管の入り口)に覆い被さり、さらに喉頭蓋(気管の入り口にあるふたのような型をした組織)が喉頭口にふたをする**ように働きます。このように二重にふたがされ、飲み込んだ食塊や唾液はまちがって喉頭口から気管に流れ込むことはありません。咽頭部は高度に複雑な働きをしているのです。

しかし脳血管障害後遺症で咽頭部にマヒがあったり、体を十分に動かしていないために起こる機能低下(廃用萎縮)があると、喉頭口にふたをする働きがうまく行われません。完全に気管の入り口がふさがらないうちに食塊や唾液が流れてくるため、気管内に入り込んで**「誤嚥」**が起こるのです。

特に寝たきりや体力が低下している高齢者は、寝ている間に自分の唾液が気管に流れ込むことで起こる**「誤嚥性肺炎」**が少なくありません。

「肺炎」は細菌によって引き起こされる

口は外界に開放されていますから、口腔内は常にたくさんの細菌の巣窟となっています。さらに歯みがきが不良ですと、虫歯の原因となる細菌もたくさん存在しています。ですからここで咀嚼された食物や唾液が気管に流れ込むと、肺炎(誤嚥性肺炎)を引き起こす危険性が非常に高いのです。

高齢者の中には咳をすることも少なく、食物が気管に流れ込んでも、はっきりと誤嚥してい

ることが認められない人がいます。そして、突然肺炎で発熱します。これは寝ている間に汚染された自分の唾液が咳き込むこともなく、気管に流れ込むためです。**不顕性誤嚥**といいます。

要介護者の直接的な死因 ──「肺炎」の恐怖

さて、近年の調査からは、「要介護者」の方々は「肺炎」で死亡する人が最も多いことが報告されています。

要介護者の直接的な死因の内訳では、肺炎33％、感染症（肺炎・泌尿器・じょくそうなど）19％、心不全12％、腎不全11％、がん6％、その他となっており、上位2つを合わせて、50％以上の人が呼吸器の感染で死亡していることが報じられています。

この肺炎のほとんどが、食物や唾液が気管に入るために起こる「誤嚥性肺炎」なのです。

誤嚥が命とりになる。この深刻さから、要支援者から要介護者を含めた高齢者全体に、いかに正しい嚥下を普及促進し、誤った嚥下による肺炎を防ぐことが緊急課題となっているか、その大切さがおわかりいただけると思います。

前のPart 4でご紹介した介護予防事業の重要な柱の一つとして「口腔機能を向上させ、嚥下力を高めること」、これが誤嚥性肺炎を予防することになるのですから、国の事業として「口腔ケア」に着目し力を注ぐことは、まことに正当な医療的施策と言えます。

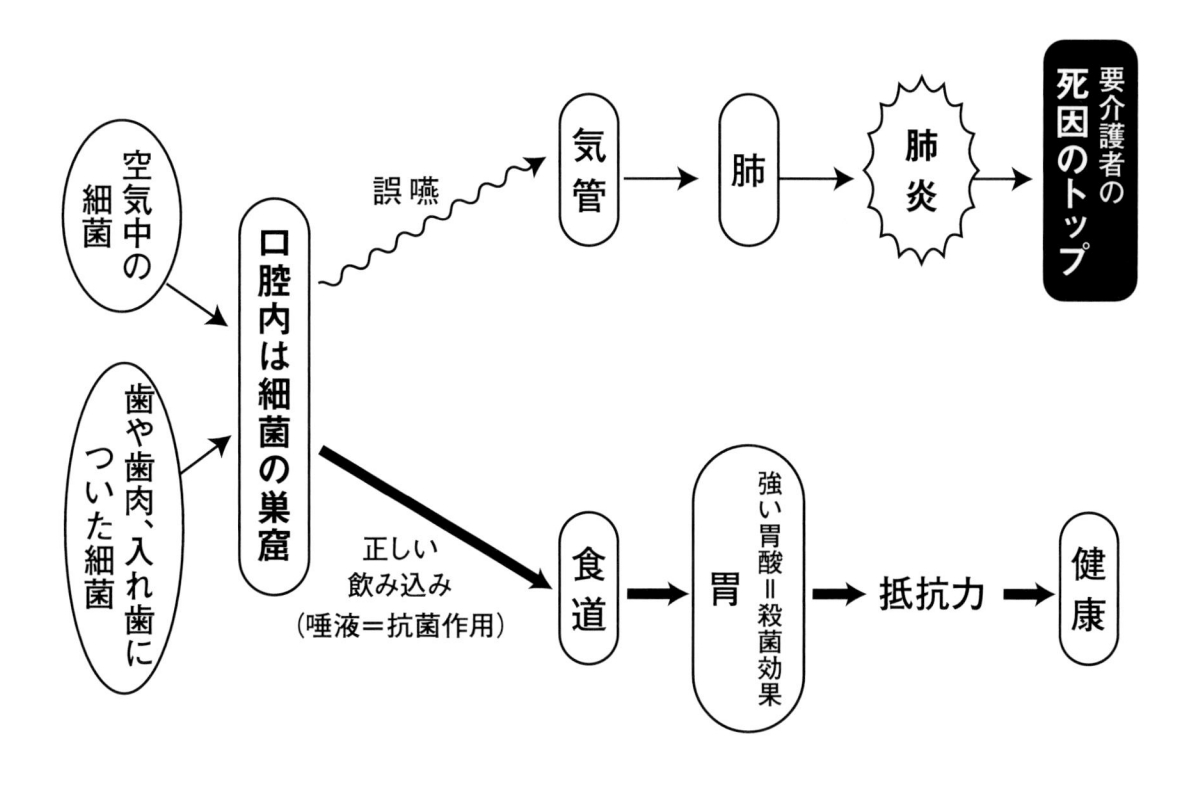

空気中の細菌／歯や歯肉、入れ歯についた細菌 → 口腔内は細菌の巣窟 → 誤嚥 → 気管 → 肺 → 肺炎 → 要介護者の死因のトップ

口腔内は細菌の巣窟 → 正しい飲み込み（唾液＝抗菌作用）→ 食道 → 胃（強い胃酸＝殺菌効果）→ 抵抗力 → 健康

Q3. 誤嚥を防ぐことの重要さはわかりましたが、では、音楽療法士の立場で、どうすれば「誤嚥性肺炎」の予防に貢献できるのでしょうか？

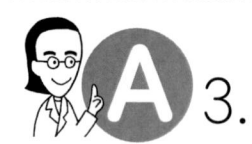

A3. よく質問してくれました。そこが重要です！
歌うことが、舌、口唇、声帯などのトレーニングになります。特に「舌の機能を十分に活性化させる」ことが、誤嚥の防止と直結しています。苦しいリハビリ訓練としてではなく、楽しみながらすすんで歌うことがリハビリになっていく。ここが、音楽療法の優れた点です。

肺炎の発生予防策（第1段階－口腔の衛生）

肺炎の予防をするために口腔内を清潔に保つことが、まず非常に大切です。口の中にある多くの細菌は肺炎の原因となります。

毎食後の歯みがき、口腔内の粘膜、舌の表面の清掃を確実に行うことで、肺炎をある程度防止することができます。「口腔内の衛生状態を改善」すること。これが予防の第1段階です。

むせる「咳反射（せき）」は、防御反応

健康な人には「咳反射」と言って、気管に食物や唾液が流れ込もうとすると、これらを咳によって押し出そうとする働きがあります。

しかし脳血管障害の後遺症でマヒがあったり、寝たきりで体力が低下して体の機能が十分に働かなくなっている状態（廃用萎縮の状態といいます）では、この「咳反射」働きが弱くなっているため、むせることもできないのです。そしてアッという間に、気管に食物や唾液が流れ込み、細菌が肺に入って肺炎を引き起こしてしまうのです。

（多くの細菌も、通常のように、食道を通じて胃に送られたならば、胃では強力な胃酸で殺菌されます。しかし肺には胃のような殺菌の機能がありません。ですから細菌を入れてはならないのです。）

肺炎の発生予防策（第２段階――随意筋を鍛える）

就寝時に気管の中に流れ込む唾液量を少なくすることが大切です。これには口、舌、のどの筋肉の働きを低下させないようにすることが必要です。

舌根部が喉頭口に覆い被さる働き、喉頭蓋が喉頭口を閉鎖する働き、この２つの機能を活性化するようにしなければいけません。

しかし、この機能は「反射運動」です。咳反射もそうですが、嚥下は喉頭部の高度な「反射運動」に支えられています。これらは、自分の意志では動かせません。

しかし、喉頭部の周りには、自分の意志で動かせる随意筋（あご・頬・舌・頚部の筋肉）があります。これらを動かし鍛えることで、嚥下の機能向上を改善させられるのです。

口唇、頬粘膜、舌や頚部の筋肉を柔軟に保ち働きやすい状態に保つことは、誤嚥を防ぐ大切なケアとなります。

舌の機能と歌うことの関係

今までの説明でお気づきでしょう。

舌根部と喉頭蓋の機能が十分に維持されていれば食物や唾液が気管に入る危険を少なくすることができます。これらの解剖学的構造を考えると、**舌と歌うことの関連性**が分かってきたと思います。

口を開けて見える舌の奥が舌根部です。喉頭蓋（喉頭蓋軟骨）は「舌骨」と「舌骨喉頭蓋靭帯」を介して、舌骨はオトガイ舌骨筋、顎舌骨筋、顎二腹筋、舌骨舌筋を介して舌や下顎骨とつながっています（p.69の図）。

歌を楽しく継続的に歌うことは舌の機能を維持させ、口唇、頬粘膜、声帯、頭頚部の筋肉を使うことであり、リハビリ効果は十分にあると思われます。

歌は楽しい活動だという見方だけでなく肺炎防止につながるリハビリだと捉えることが必要です。

歌うことが寝たきり防止につながるのは、解剖学的・科学的な裏づけをもった理論と言えます。

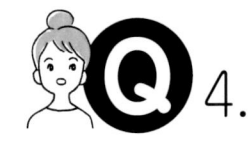

Q4. 音楽療法士は音楽や歌を使って対象者にかかわるわけなので、それが医療としてどのように対象者の心身とつながるのかを、他職種に説明する際、苦労するのですが…。

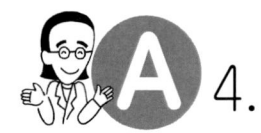

A4. 舌を動かす歌の活動は、高齢者の肺炎や寝たきり予防に効果があります。

舌の働きを十分に理解し、それを対象者にわかりやすく伝え、安心して歌の活動に参加してもらいましょう。

音楽療法士は、国の事業である「介護予防」施策、特に「口腔機能の向上」サービスの提供を、医療職とともにその一翼を担っていると自覚してください。

まとめ──「歌うための口。それは命の入り口、病気の侵入口」

歌の活動は舌、口唇、頬粘膜、声帯、首の筋肉など多くの組織の総合活動です。

長年これらの活動を続けることは咀嚼、嚥下、発声などを司る筋肉の体操となり、周辺組織を柔軟に保つことにつながります。

特に舌を十分に動かすことで舌根部（舌の付け根部分）の働きが改善されます。

また舌根部とつながっている喉頭蓋（こうとうがい）の機能維持と回復にもつながります。これらの組織は誤嚥を防止するふたの働きをするのです。

誤嚥が少なくなれば高齢者の肺炎予防につながり、寝たきりの高齢者も少なくすることができるでしょう。

このように歌の活動は、特別養護老人ホームやデイサービスなど介護保険サービスを利用されている高齢者に限らず一般の人々にとっても有意義なリハビリ効果をもたらします。

音楽療法士は高齢者の健康維持効果も見られる重要な活動をしているのだという自信を持っていただき、病院や施設の関係者に歌の活動の有効性を説明しながら、活動を継続していただきたいと思います。

「歌うための口。それは命の入り口、病気の侵入口」なのです。

音楽療法セッションでの留意点

音楽療法士は医療の専門職ではありません。病院や施設で「医療行為」を仕事として行うことは厳密に言えば認められていないのです。ですから、例えば歌の活動を行うとき皆の前で「これからリハビリを行います」という言い方には、慎重になったほうが良いでしょう。額面通りに受けとめられると、周辺の医療職から批判を受ける危険もあります。

むしろリハビリ効果のある内容を歌や音楽活動に盛り込んで行い、後からさり気なく「今歌った歌詞の中に、舌の動きを良くするパ行、タ行、カ行、ラ行の言葉が入っていましたね。これはリハビリに結びつく重要な発音なのですよ」などと説明するほうが賢明でしょう。このような点に配慮して活動してください。

次のPart6では、「歌を使って行う摂食嚥下リハビリテーション」の具体例を紹介していますので、実際の活動のヒントとして取り入れていただきたいと思います。

歌うことの意味と効用

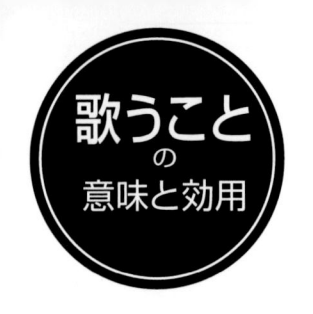

こんなふうに考えてみました。
私たち音楽療法士は、くるくる回って新風を送り込む「歌うかざぐるま」で〜す♪
歌っているときは、いろんな意味も効用も混ざり合ってひとつになっているけど、分析してみると、歌う活動はこのような4つの領域に意味がありそうです！

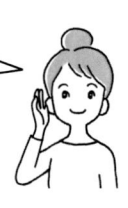

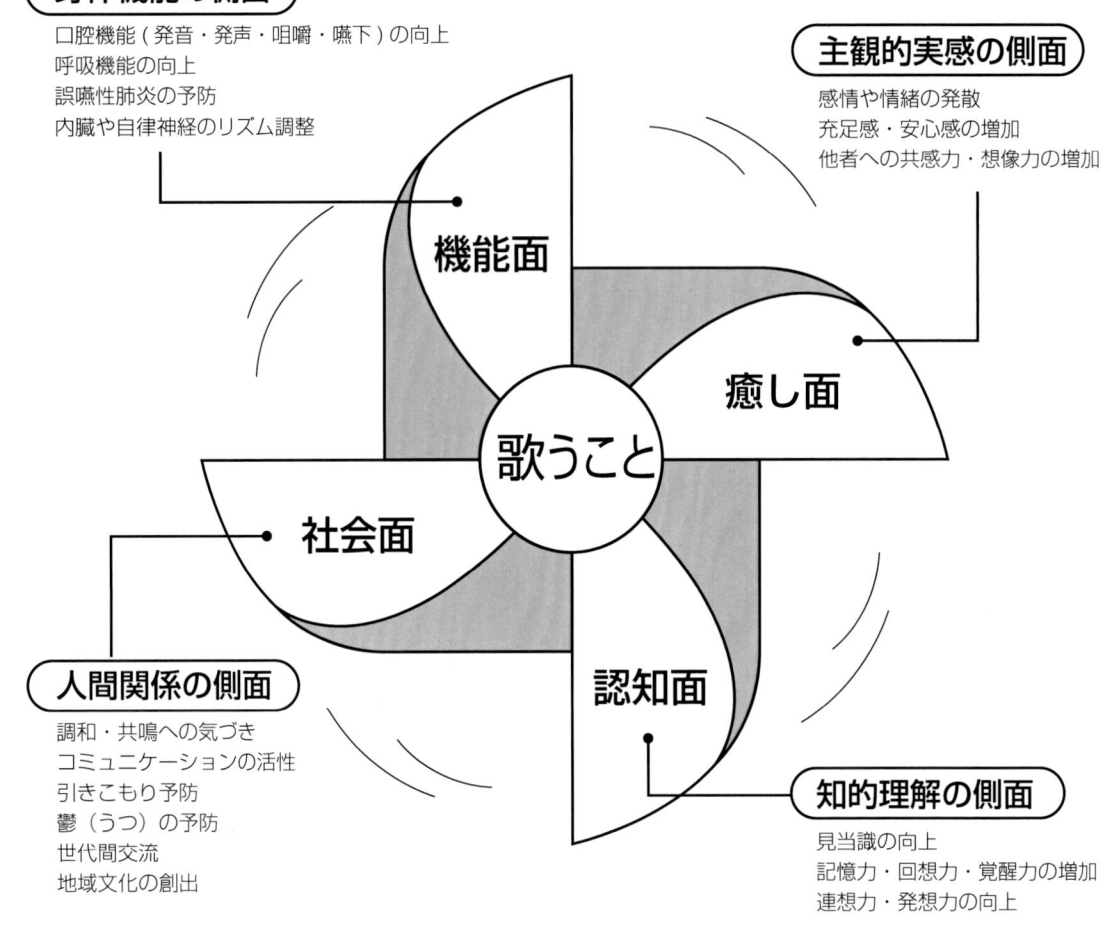

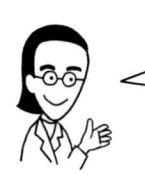

身体機能の側面
- 口腔機能(発音・発声・咀嚼・嚥下)の向上
- 呼吸機能の向上
- 誤嚥性肺炎の予防
- 内臓や自律神経のリズム調整

主観的実感の側面
- 感情や情緒の発散
- 充足感・安心感の増加
- 他者への共感力・想像力の増加

人間関係の側面
- 調和・共鳴への気づき
- コミュニケーションの活性
- 引きこもり予防
- 鬱(うつ)の予防
- 世代間交流
- 地域文化の創出

知的理解の側面
- 見当識の向上
- 記憶力・回想力・覚醒力の増加
- 連想力・発想力の向上

（かざぐるま図：機能面／癒し面／認知面／社会面　中心＝歌うこと）

そうだね。歌うことの意義は広く深いね。
精神性や社会性、そして認知的な活動としての意味はもちろんだけど身体的には直接、口・舌・頬・のどの筋肉を働かせ、摂食嚥下機能や、発音・発声や呼吸機能の改善にもつながるリハビリ効果を強調したい。
高齢者には、誤嚥性肺炎や寝たきりの予防にもつながる大切な活動です。

Part 6

歌を使った摂食嚥下リハビリテーション [バンゲード方式の音楽への応用]

- ・「バンゲード方式」とは？
    - 摂食嚥下障害のある人へ
    - 顔にマヒのある人へ
    - 呼吸機能が悪い人へ
    - 発音や発声がうまくできない人へ
- ・これらの人への音楽的なかかわり方

吸い込み、嚥下、咀嚼機能の改善に
効果をもつことで知られるデンマークの「バンゲード法」は、
くちびる、頬粘膜、舌の筋肉への刺激を組み合わせた
実践的な筋肉刺激訓練法です。
そのあらましと、それを音楽療法に適用した
さまざまな参考例をご紹介します。

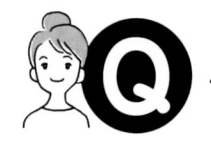

Q1. 歌っている途中ではげしくむせてしまう高齢者がいるのですが…

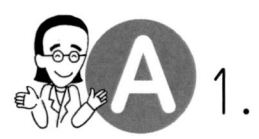

A1. 歌っているとき自分の唾液が気管に入ってしまうのでしょう。脳卒中の後遺症として起こる、摂食嚥下障害の可能性があります。食物や唾液を十分に飲み込めなくなりますが、リハビリテーションを続けることで改善できます。

●摂食嚥下障害とは

　摂食嚥下障害とは水や食物がうまく飲み込めなくなり、飲み込んだ食物や唾液が食道に入らず気管から肺へ流れてしまう症状を言います。最も多い原因は、脳卒中の後遺症によるものです。また精神発達遅滞の乳幼児にも見られます。

　摂食嚥下障害になると栄養が取れなくなって栄養失調を起こすばかりでなく、口の中の細菌が食物や唾液と一緒に肺に入り、誤嚥性肺炎を引き起こします。

●摂食嚥下障害の原因

器質的原因	腫瘍の手術や放射線治療によって、舌やその周囲の組織が障害された場合
機能的原因	飲み込みに関連する組織自体に異常は見られないが、舌などの組織を動かす神経・筋肉などに原因がある場合

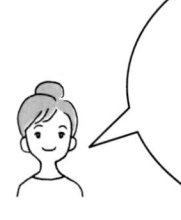

> 甲谷先生、
> じゃ、むせてしまう高齢者の方に、私たち音楽療法士ができることを教えてくださ〜い！

●摂食嚥下障害を改善するリハビリテーション

[1] 直接訓練 （食物を用いて直接嚥下させる訓練）

　誤嚥や窒息の危険がありますから、しっかり嚥下できているか観察しながら訓練を進めます。知識の十分ある医師・歯科医師・理学療法士・言語聴覚士・看護師が担当します。次のような種類があります。

> ① 段階的摂食訓練　② 嚥下するときの体位の調節　③ 頸部を前屈した嚥下　④ 食物形態の工夫　⑤ 随意的な咳　⑥ 複数回嚥下　⑦ 交互嚥下　⑧ 横向き嚥下　⑨ 一側嚥下　など

[2] 間接訓練 （食物を用いない訓練）

　摂食嚥下に関連する器官に刺激や運動を与えて、機能を改善させる基礎的な訓練です。
　飲み込みに直接関係する器官の訓練のみならず、頸部の運動、筋力増強、呼吸、発声、構音の各訓練が含まれます。食物を使わないので窒息の危険がありません。意識障害があり経口摂取ができない重症患者や、現在は健康でも、今後摂食嚥下障害になる可能性の強い高齢者に対しても行える訓練法です。次のような種類があります。

> ① 口腔ケア
> ② リラクセーション
> ③ 舌、口唇、頰粘膜、下顎の運動
> ④ 嚥下を誘発させる訓練
> ⑤ 息こらえ嚥下
> ⑥ 舌突出嚥下訓練
> ⑦ 構音訓練
> ⑧ 発声訓練
> ⑨ 声門閉鎖訓練
> ⑩ 呼吸訓練
> ⑪ 排痰訓練
> ⑫ ブローイング
> ⑬ 腹筋訓練　など

音楽療法士としては、上記[2]の間接訓練の内容を、音楽や歌を使って行い、リハビリテーション効果につなげていく工夫が求められています。

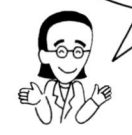

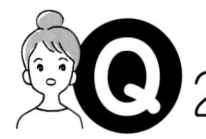

Q2. 顔にマヒがある人に音楽療法士はどのようにかかわればよいのですか？

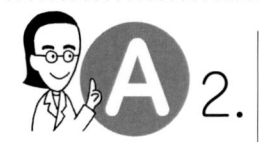

A2. マヒした顔の筋肉を改善する「バンゲード方式」という方法があります。音楽療法士は医療行為として直接、患者さんの顔に手を当ててリハビリ行為をすることはできませんが、これらの方法を理解し、歌や音楽を媒介としてリハビリを行うことは可能ですし、それが望まれてもいます。音楽療法の実践例を参考にしてください。

● 「バンゲード方式」とは？

　デンマークのバンゲード小児病院(コペンハーゲン)の歯科医師ビヨーン・G・ルセールが、**摂食嚥下障害患者の「筋刺激訓練法」**として考案しました。子どもばかりでなく脳卒中後遺症の高齢者にも適用できます。食物を使わずにできる間接訓練法として、音楽療法に応用できるものを紹介します。

バンゲード方式（Ⅰ）

　口唇、頬粘膜、舌の筋肉を刺激することによって、**吸啜（きゅうてつ）、嚥下、咀嚼機能を改善する**ことが目的です。精神発達遅滞者、脳血管障害後遺症患者なども含め、本人の自主的協力が得られにくい人に対して行われます。次の3種類に分類されます。

1. 受動的刺激法	患者の協力が全く得られない場合、一方的に治療者が患者の口腔領域の筋肉に接触して行う。口腔領域のリハビリとして幅広く応用できる
2. 能動的刺激法	治療者が手本を示し、患者がそれを見ながら自主的に行う訓練法
3. 抵抗法	治療者が患者の筋肉に圧力を加え、それに抵抗する患者の力を活かして行う訓練法

〈訓練での注意点〉
- 各訓練は食前に2～3回行うのが効果的。1回の訓練時間は5～10分を超えないように。毎日の継続が大切
- 口唇訓練→頬訓練→舌訓練の順番で行うこと
- 訓練を行うときは必ず口や口唇を閉じた状態で行う(舌訓練の口内法は例外)
- 各々の訓練は筋肉を刺激することが目的である。筋肉の走行を理解して行うこと
- 指のふれ方、圧力の加え方は重要です。指先で皮膚の表面をこすってはいけない。筋肉に圧力をかける加減を調整しながら行うこと

1. 受動的刺激法

1) 口唇訓練

① 上口唇、下口唇を各々右・中央・左と3分割し、口唇部分を少し厚めにつかみます。

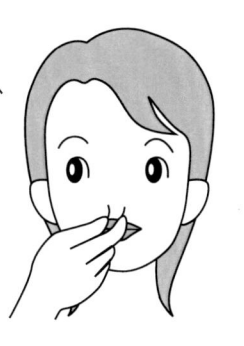

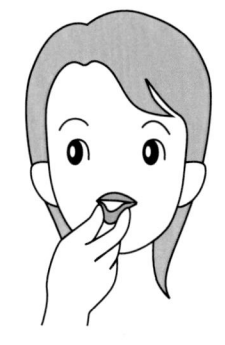

上唇の中央をつかむ　　下唇の中央をつかむ

② 口唇と歯ぐきの間(口腔前庭)に人差し指を入れ、親指と共に口唇を外側にふくらますように引っぱります。

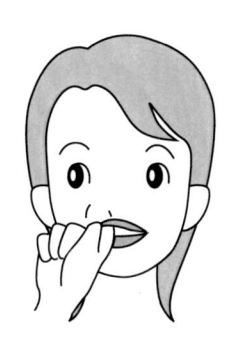

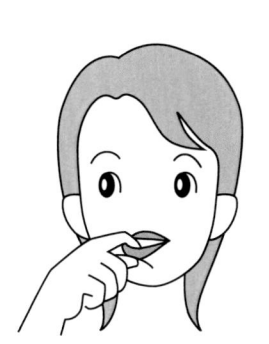

③ 人差し指の腹の部分を赤口唇部に当て上口唇は押し上げ、下口唇は押し下げます。口唇がめくれないように圧迫します。

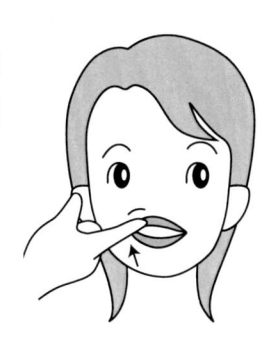

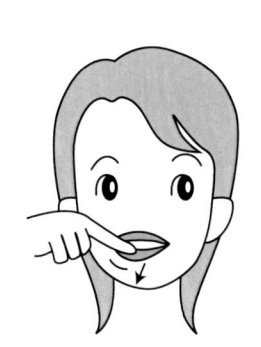

④ 人差し指の腹の部分を口唇の外形線(赤口唇と皮膚の境界部)の外側に置き、前歯を圧迫するように押し下げたり、押し上げたりします。

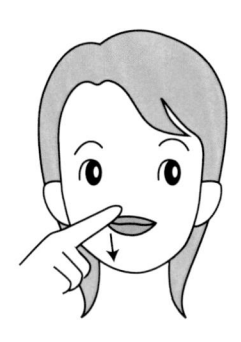

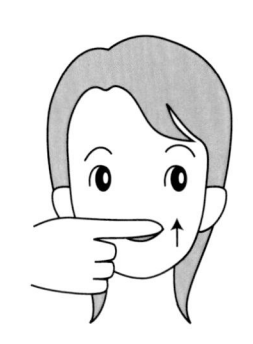

⑤ 指の先で下顎の先端のオトガイ部を軽く20〜30回トントンと叩きながら刺激します。

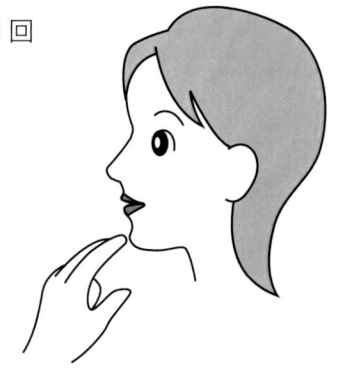

2) 頬訓練

人差し指を頬のふっくらした中央部に入れ外側にふくらますように少し圧迫します。

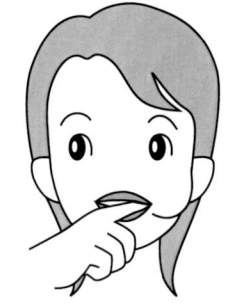

3) 舌訓練

・口外法

オトガイ部下部のすぐ後ろの部分を指でまっすぐ上に押し上げます。

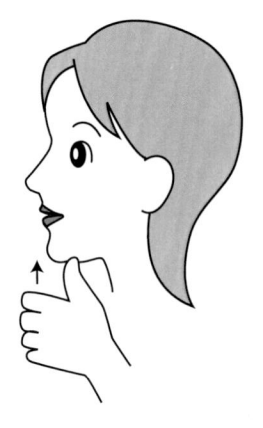

・口内法

スプーンの先を舌尖に当て、口腔底に向って押し込むようにして力を加えます。

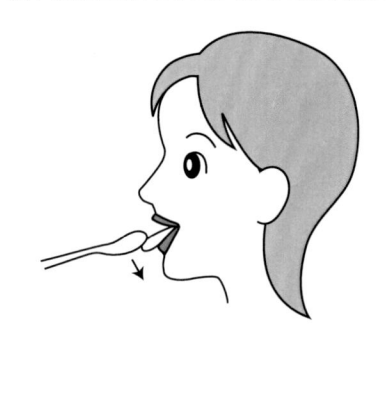

4) 嚥下機能の改善

・歯肉マッサージ法

嚥下障害のある患者は口腔内が非常に敏感になっていることがあり、歯ブラシやスプーンを口に入れると噛んでしまうこともあります。これは口腔内の異常な緊張を取り除く目的で行われます。
人差し指の腹の部分を歯と歯ぐきの境目に置き、前歯から奥歯に向かってこすります。このとき図に示したように一方通行に、1秒に2往復程度のスピードで行います。

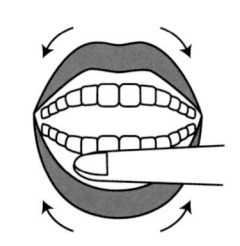

2. 能動的刺激法

　介助者が患者の前で手本を示してから、同じ動作を患者が真似るように行うものです。手本は、表情豊かにわかりやすく示すことが大切です。楽しい、うれしい、悲しいなどの感情のメリハリを強調して顔の筋肉を表現することで、リハビリの効果が上がります。

1) 口唇訓練

　食べるとは、食物を認識し、種類や形状を理解し、食べ物を取り込む一連の行為です。口唇の動きや感覚が不十分だと、こぼしたり、食物を取り込むことができなくなります。この訓練は口唇周囲の口輪筋のリハビリとして行い、脳血管障害後遺症患者の口のマヒ改善に効果があります。

　口唇に力を入れて口を大きく開けて「アー」と10秒間発音。少し休んで繰り返す。
　口唇に力を入れて歯を噛み合わせた状態で口を横に引き「イー」と10秒間発音。少し休んで繰り返す。
　口唇に力を入れて口唇を前方に突き出しながら「ウー」と10秒間発音。少し休んで繰り返す。
　以下、「エー」「オー」と同じように10秒間発音します。

　10秒間の発音持続は始めのうちは難しく、2秒3秒と短い時間から行い、徐々に時間を伸ばします。ポイントは口唇に力を入れ、オーバージェスチャーで行うことです。

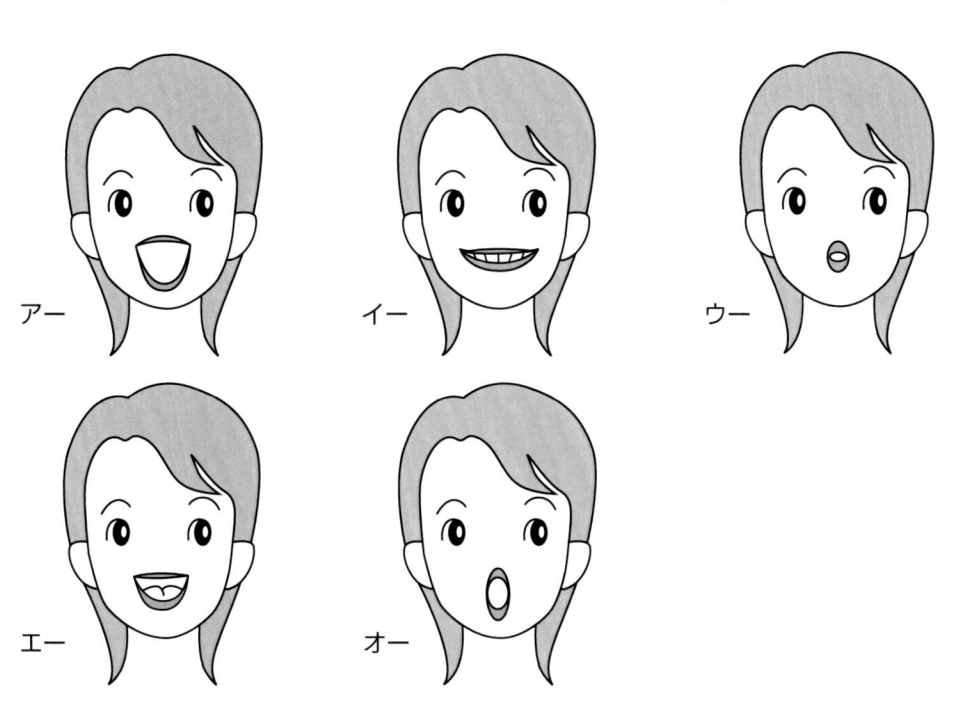

アー　　　　　イー　　　　　ウー

エー　　　　　オー

♪ 音楽療法の実践例

◆メトロノームを応用した発音訓練

カチカチというメトロノームの音に合わせることと、振り子の動きを見ながら視覚的にも一定のスピードを維持することを意図して考案しました。一定のスピードを保って行動を持続できないペーシング障害患者には特に有効です。♩＝60 のスピードに設定し1秒、2秒と短時間の発音から始め、10秒へと徐々に発音時間を伸します。また「ア・ア・ア・ア」「イ・イ・イ・イ」と短く切って連続発音するトレーニングも行います。

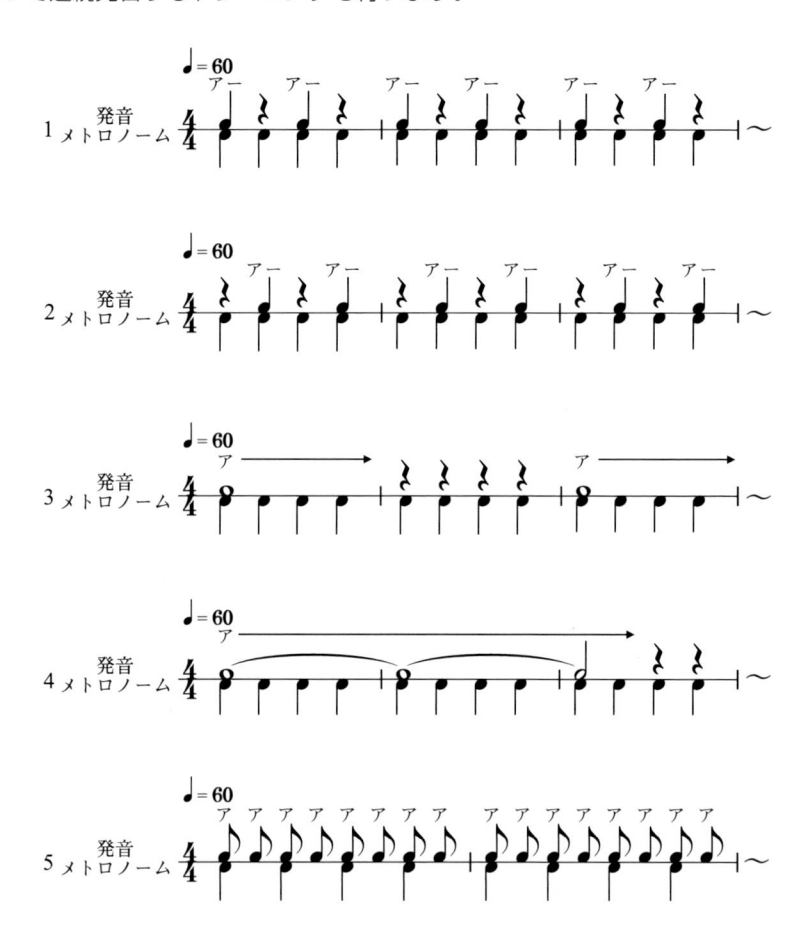

次の歌詞の「あ・い・う・え・お」の母音の発音部分(太字)を、口唇に力を込めてユーモアたっぷりにオーバーアクションで発音してください。

◆あの子はたあれ

作詞 細川雄太郎 作曲 海沼実

あの子は**た あ**れ　**た**れでしょね
なん**な**ん**な**つめの　**は**なの下
お人形**さ**んと　**あ**そんでる
かわいい美代ちゃんじゃ　**な**いでしょか

◆おちゃらかほい　わらべうた

せっせっせの よいよい よい
おちゃらか **お**ちゃらか **お**ちゃらか ほい
おちゃらか ｛かったよ / まけたよ / どうじで｝ **お**ちゃらかほい

◆世界は二人のために

「あい」「はな」「こい」「ゆめ」など「あ・い・う・え・お」の発音が見られます。

あい あなたと**ふたり　はな あ**なたと**ふたり**
こい あなたと **ふたり　ゆめ あ**なたと**ふたり**
ふたりのため　**せ**かいは**あ**るの
ふたりのため　**せ**かいは**あ**るの

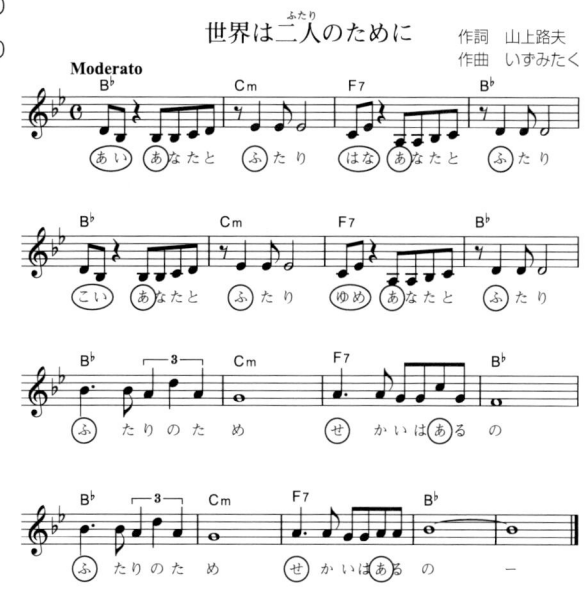

世界は二人のために

作詞　山上路夫
作曲　いずみたく

◆愛して愛して愛しちゃったのよ

「愛」の部分は「**ア**」と「**イ**」の発音訓練で、「**ラララランラン**」の部分は舌尖挙上運動として「ラ行」の発音訓練にもなります。

愛して愛して愛しちゃったのよ

作詞・作曲　浜口庫之助

Part 6　歌を使った摂食嚥下リハビリ

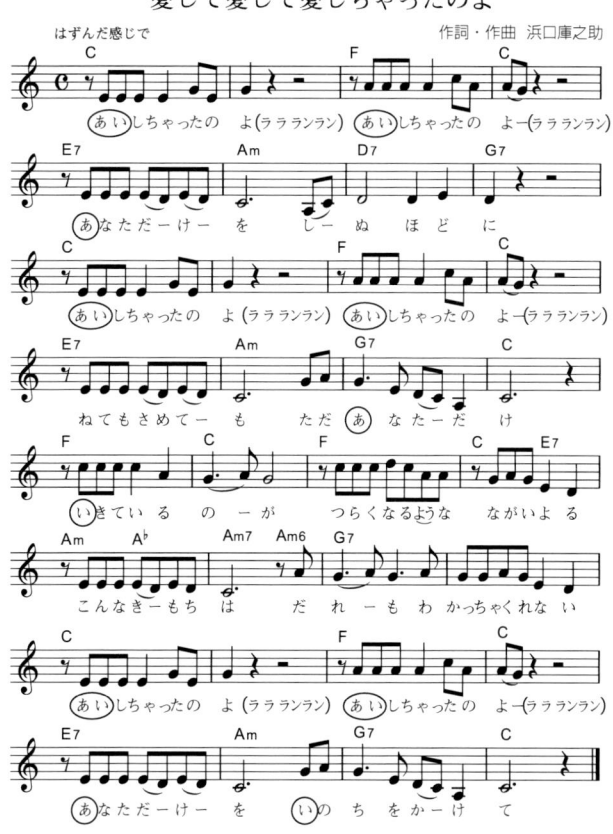

> ♪ 音楽療法の実践例
>
> ◆かけ声や合いの手を応用した具体例
>
> ・「いよっ！・待ってましたっ！‥‥」
> 　「い」の部分は力を込めて、口唇を横に引くように発音してください。
>
> ・「玉屋一っ！」
> 　花火にはつきものの有名なかけ声です。「た」の部分を発音するときは舌尖を上顎前歯の裏側にしっかり付けてから発音してください。舌の尖端を持ち上げる訓練にもなります。

2) 頬訓練

　頬の作用は口唇と同じく、食物を取り込み咀嚼する重要な働きをします。これが十分でないと摂食嚥下障害や発音障害となり、喜怒哀楽などの表情を豊かに表すことができなくなります。

　この訓練は口唇訓練と共に脳血管障害後遺症患者の口のマヒ改善に効果があります。

　訓練方法は口唇を閉じ、口の中に空気をためて風船を作るようにふくらまします

> ♪ 音楽療法の実践例
>
> ◆だるまさん　（わらべうた）
> 　「アップップー」で、口唇に力を入れ頬をふくらまします。
>
> 　　だーるまさん だーるまさん
> 　　にらめっこ しましょ **アップップー**
>
> ◆「プン・プン・プン」と怒ったときの表情で大袈裟に頬をふくらまします。

3) 舌訓練

　飲み込んだ食物は**食道**へ流れ、呼吸で取り入れた空気は**気管**から肺へ入らなければいけません。この2つの異なる働きを担当する器官は**口腔・咽頭・喉頭**です。この3つの器官は両方の働きを行います。

　喉頭は食道と気管の分岐点と考えられます。喉頭部分には**喉頭蓋**（こうとうがい）というふたの働きをする弁があり、その先の食道と気管の行き先を分けるポイントのような働きを担っているのです。食物が食道に入るとき喉頭蓋は気管の入口を塞いで食物が気管に入ることを阻止します。呼吸で空気を吸うときは喉頭蓋は元の位置に戻り空気が気管に入るようになります。このように喉頭蓋は非常に重要な働きをしています。(p.68、69)

喉頭蓋に障害が起こると気管に食物や唾液が流入してしまい、肺炎に罹患する危険性が高くなります。脳血管障害後遺症でマヒがある高齢者は注意が必要です。

弁の働きをする喉頭蓋は、**舌とつながっている**のです。そこで**舌を積極的に動かす訓練**をすることで喉頭蓋の働きの低下防止や機能を改善することが可能なのです。

①舌をできるだけ下向きに突出させた状態(あごの先につける感じで)10秒間保ちます。
②さらに舌を上向きに突出させた状態で(鼻先をなめる感じで)10秒間保ちます。
このとき舌に力を入れるようにします。10秒間できないときは短い時間(2秒〜3秒)から少しずつ慣らしてください。

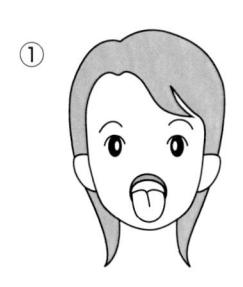

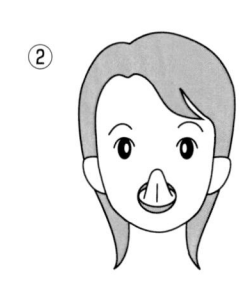

③舌をできるだけ前方に突出させた状態で10秒間保ちます。
④次に舌を右・左とできるだけ側方に突出させた状態で10秒間保ちます。少し舌に力を入れるように行います。初めは短い時間から慣らしてください。

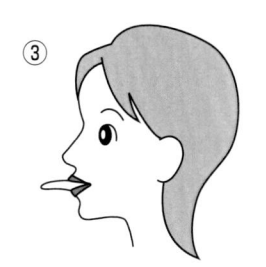

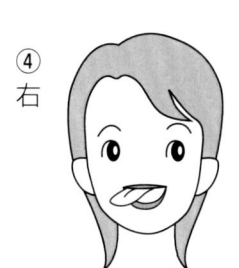

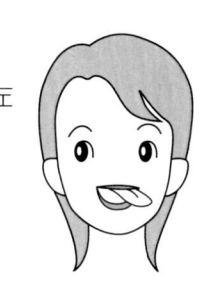

♪ 音楽療法の実践例

◆「あっかんべー」

「子供の喧嘩ではよく相手に捨てせりふを言ったりします。子供の頃を思い出して大きな声で言ってください。
言い終わったら舌を各方向へ突出させてください。

4) 舌尖挙上運動

　軽く口を開けた状態で、舌の先だけ口蓋 (口の天井部分) に接触させて 10 秒間保ちます。また舌の尖端を上顎前歯の裏側に圧接させることも効果的です。舌の先に力を入れて押し付けるようにしてください。**「舌尖挙上運動」**が十分にできないと発音が不明瞭になります。

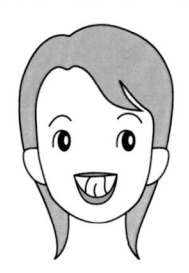

舌の先をくるっと丸めるように口蓋部分と上顎前歯の裏側に接触させている状態

♪ 音楽療法の実践例

　この舌の運動が不完全だと「タ行・ダ行・ナ行・チャ行・ラ行」の発音が不鮮明になります。
　「ドンドン・パンパン・ドンパンパン・・・」の「ドンドン」が不鮮明となります。この部分は力を込めて発音してください。

「ドンパン節」

ドンドンパンパン**ドン**パンパン　**ドンドン**パンパン**ドン**パンパン
ドドパパ**ドド**パパ**ドン**パンパン　お酒飲む人　かわいいね
飲んでクダ巻きゃ　なおかわいい　ぶらりぶらりと九人連れ
右に左に四人連れ

5) 吸啜運動

　「口唇」や「舌」の訓練が完了し機能が回復した人に行います。
　唇をしっかり閉じて頬部にへこみができるまで強く吸い込み、10 秒間保ちます。難しい訓練です。口唇や頬の機能が改善していない場合は吸啜運動ではなく、「う」の口唇訓練の形になってしまいます。

ふつうの状態　　　　　ほほに凹みができるくらい強く吸う

♪ 音楽療法の実践例

「頬」訓練の続きとして行うとよい

だーるまさん だーるまさん
にらめっこ しましょ **アッププー キュー**

・「頬」訓練と同じように**「アッププ」**で頬をふくらまします。
・曲の最後は**「キュー」**と頬をできるだけ強く吸い込んで下さい。

6) 声門閉鎖訓練

　嚥下運動と発音は同じ領域の器官を使用します。そのため発声器官である声門の閉鎖が不十分だと誤嚥が起こりやすいのです。両手で力を込めて壁、イス、机などを押しながら、上半身に力を入れて力強く発声します。

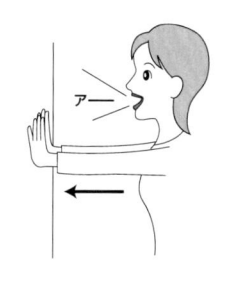

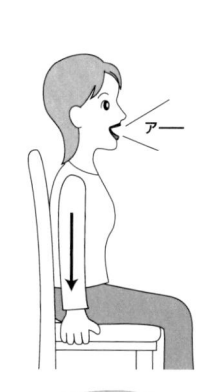

♪ 音楽療法の実践例

「斎太郎節」（宮城県民謡）

エンヤー・トット、エンヤー・トット、エンヤー・トット、エンヤー・トット
松島のー サーヨー 瑞巌寺ほどの（ハァコリャコリャ）
寺もない トーエ アレハ エーートソーリャ
大漁だエー

　「エンヤー・トット」のかけ声を歌うグループと、**「松っ島あ〜のー」**と歌詞を歌うグループに分かれて合唱します。「エンヤー・トット・エンヤー・トット」を担当する人は、全曲中ずっと通奏低音のように歌い続けます。下腹やのどに力を込めて歌い続けてください。このとき船のオールをこぐようなポーズを入れると雰囲気が出ます。

　みなさんがよく知っているかけ声を声を合わせて発声してください。力を込めて発声することが大切です。

「アー、どっこいしょっ！」
「アー、よいこらしょっ！」
「せーえーのぉ！」
「よいしょっ！よいしょっ！」

Part 6　歌を使った摂食嚥下リハビリ

3. 抵抗法

外部から術者が患者の筋肉に力を加え、患者がその力に対して抵抗することで、治療効果を高めようとした方法です。

1) 受動的刺激法の口唇訓練・頬訓練・舌訓練を行うとき、術者の指の力に患者が抵抗するようにすれば抵抗法となります。

2) 口唇閉鎖の抵抗法

口唇に力を入れ頬をふくらませます。その後指で頬を突っつき圧をかけます。片頬ずつ行います。

> ♪ 音楽療法の実践例
>
> 「アップップ」の部分は口唇に力を入れ頬をふくらまし、最後は膨らんだ頬を「ツンツンツン」と指先で突っつきます。
>
> だーるまさん　だーるまさん
> にらめっこ しましょ　アップップ　**ツンツンツン**

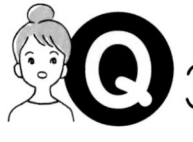

Q3. 呼吸機能が悪い人に音楽療法士はどのようにかかわればよいのですか？

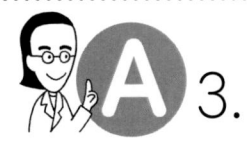

A3. 呼吸すること、話すこと、歌うことは、口やのどなどの共通部分を使います。音楽を応用した訓練方法が有効です。後述の実例を参考にしてください。

バンゲード方式（Ⅱ）

バンゲード方式（Ⅰ）では口唇・頬・舌の筋肉を個別に刺激しましたが、バンゲード方式（Ⅱ）はこれらの筋肉を総合的に訓練することが目的です。より難しい課題が設定されています。

なおこれは、**嚥下**や**咀嚼**を改善するだけでなく、日常生活で必要な**言語の発声**を改善する訓練も行われます。訓練内容は高度になっていますが、日常生活場面を設定し楽しみながら行う内容も含まれています。

1 吸う訓練

口唇・頬・舌の運動を向上させ水分やどろっとした液体が飲めるようにする訓練です。

ストローの先を口唇と前歯の間（口腔前庭部分）にくわえます。初めはサラッとしたジュースなどを飲みます。できるようになったら液体ヨーグルト、ハンバーガーショップのシェイクなどに変更します。液体の粘度を変更して難易度を上げていきます。

またストローの材質、長さを変更しながら難易度を上げていきます。摂食嚥下障害が残存している場合は液体が気管に入ってしまう危険性があります。この点を十分に注意してください。

この訓練はバンゲード法（Ⅰ）の「1.口唇」と「2.頬」の訓練がマスターできないと難しいと思います。

2 吹く訓練

口の中の天井部分の後方の軟口蓋の運動が不十分だと鼻腔へ息が漏れて鼻声になったり、水を飲んだとき鼻から漏れてしまいます。このような症状を**「鼻咽腔閉鎖不全」**といいます。

コップに水を入れストローでブクブクと吹くブローイング訓練を行うと、この症状の改善する訓練となります。

♪ 音楽療法の実践例

子どもの頃遊んだ懐かしいおもちゃや楽器の中には**「吹く訓練」**となるものが数多くあります。楽しみながらこれらを使用してみましょう。

●懐かしいおもちゃ

(上左から) 風車、紙風船、風船
(下左から) しゃぼん玉、あひる吹き、三方巻鳥（吹き戻し）
風船を膨らますことは難しい訓練です

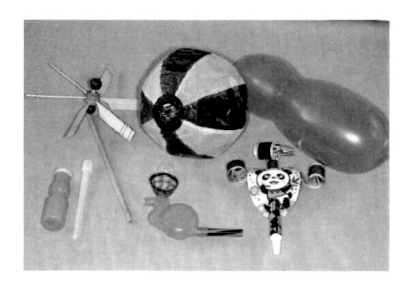

●各種の笛

(左から) 呼子タイプ、ロングタイプ、スリムタイプ　右に行くほど歌口が小さくなり、むずかしくなります。

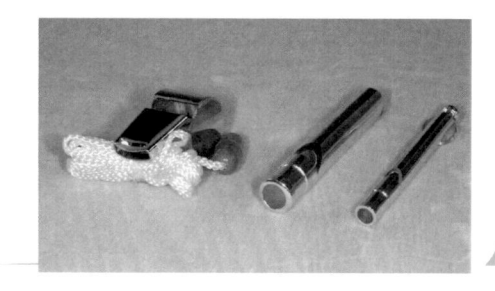

Part 6 歌を使った摂食嚥下リハビリ

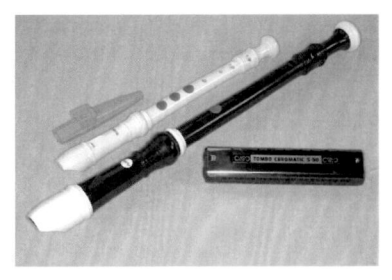

●訓練で使用できる楽器

左：カズー
（左側の歌口をくわえ声を出すと音が出る。口唇の筋力が低下していても、発声できれば使える）
中：ソプラノ・アルトリコーダー
（アルトは口唇と頬の筋力が低下していると、音を出しにくい）
右：ハーモニカ
（小さい穴に息を吹き、吸うという両方の動作はむずかしいものです）

●カズーを使用した具体例

　「軟口蓋の運動不全」には、ブローイングと「イー」の発音が良いといわれています。
　カズーは息を吹き込むのではなく、くわえて発声する楽器です。
　訓練では「イー」と発声しながら音を出してください。
　この訓練でも口唇をつぼめる運動が不完全だと、息が口唇の横から漏れてしまいます。

●リコーダーを使用した具体例

　譜例①は、左指をふさぐだけで音を出すことができます。はじめは片手から練習した方がよいでしょう。「ソ・ラ・シ・ド」の音は比較的勢いよく息を吹き込んでも音がひっくり返ることがありません。ゆっくりと息を吹き込むようなコントロールができない人でも比較的出しやすい音です。8分音符から4分音符ふと、順に長く伸ばして吹く練習をしてください。

　譜例②は、両手の指を使って音を出します。特に「ファ・ミ・レ・ド」と音が低くなるにしたがい、息をゆっくりと吹き込まなくてはいけません。息を吹き込むスピードをコントロールすることが難しい人の場合、音がひっくり返ってしまいます。また、リコーダーの構え方、マウスピースをくわえる口唇の圧力など、いろいろ工夫が必要になります。8分音符から始め少しずつ長く伸ばすようにしてください。

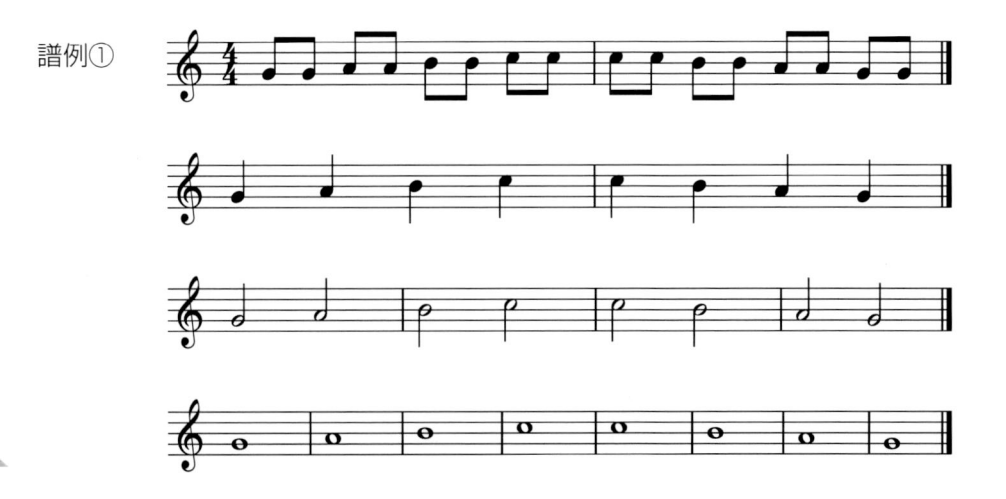

譜例①

譜例②

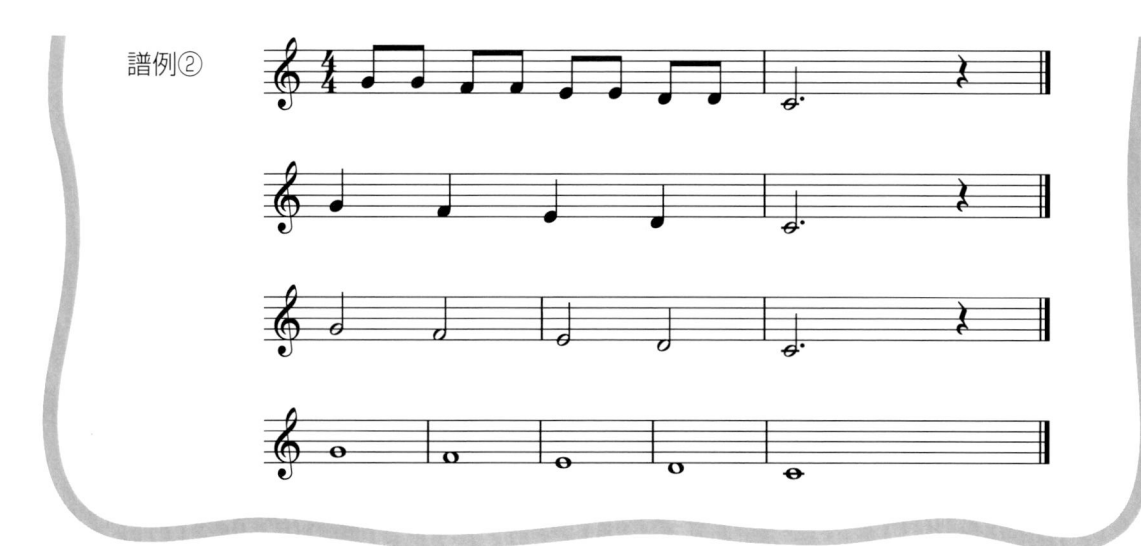

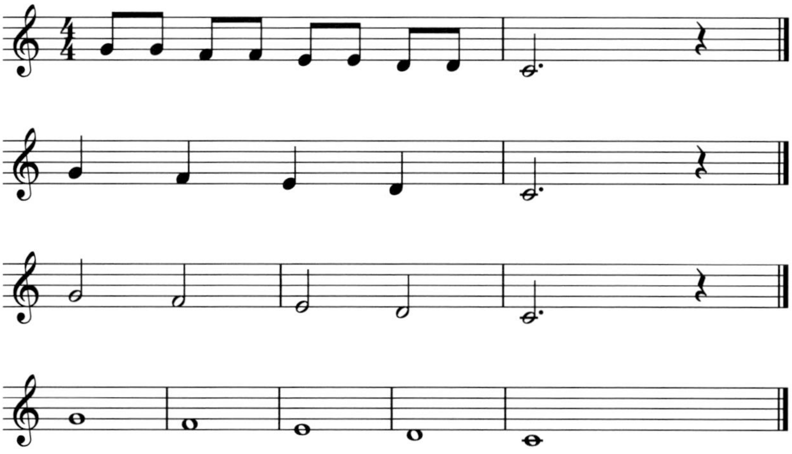

3　呼吸訓練

　食物や唾液が気道にまぎれ込まないための**「防御機構の強化」**として、また**「誤嚥防止」**と**「痰を吐き出す力を強くする」**目的で行われます。

1）腹式呼吸

　腹式呼吸をするときは必ず息をはくこと(呼気)から始めて下さい。呼気をできるだけ長く続けると10秒くらい後から胸式の呼気が終わり、自然に腹式の呼気が始まります。呼気が終わったらお腹の筋肉を弛緩させると、自然にお腹がふくらみ、腹式の吸気が始まります。

♪音楽療法の実践例

- **途中で息つぎをしないで文章を朗読する方法**

　いろは歌留多やことわざなどを息つぎをしないで読みます。

「母音」が始めにくる歌留多・ことわざ

（あ）「頭かくして尻隠さず」
　　　「足下から鳥が立つ」
（い）「犬も歩けば棒に当る」
　　　「一寸先は闇」「一姫二太郎」
（う）「うそから出た真」「氏より育ち」
（え）「縁の下の力持ち」
　　　「縁は異なもの味なもの」
（お）「鬼に金棒」「老いては子に従え」「鬼も十八」
（わ）「笑う門には福来る」「割れ鍋に綴じ蓋」

「パ行」が始めにくる単語

（ぱ）「パンダワールド」
（ぴ）「ピノキオの冒険」
　　　「ピーターパンの冒険」
（ぷ）「プーさんのはちみつ」
（ぺ）「ペニーレイン」「ペットクラブ」
（ぽ）「ポルカ」

「タ行」が始めにくる歌留多・ことわざ

(た)　「旅は道連れ世は情け」「立て板に水」
(ち)　「塵もつもれば山となる」「地獄の沙汰も金次第」
(つ)　「月夜に釜をぬく」
(て)　「亭主の好きな赤烏帽子」「寺から里へ」
(と)　「年寄りの冷水」「豆腐に鎹」

「カ行」が始めにくる歌留多・ことわざ　　「ラ行」が始めにくる歌留多・ことわざ

(か)　「蛙のつらに水」　　　　　　　　　(ら)　「楽あれば苦あり」
(き)　「聞いて極楽 見て地獄」　　　　　　　　　「来年のことを言えば鬼が笑う」
(く)　「臭い物には蓋をする」　　　　　　(り)　「律義者の子沢山」
(け)　「芸は身を助ける」　　　　　　　　(る)　「類は友を呼ぶ」
(こ)　「子はかすがい」　　　　　　　　　(れ)　「良薬は口に苦し」
　　　　　　　　　　　　　　　　　　　(ろ)　「論より証拠」「論語読みの論語知らず」

初めは少し苦しいかもしれません。息が続くようになったら**少し長い文章**を読んでみてください。

> 「私、生まれも育ちも、葛飾柴又です
> 帝釈天でうぶ湯を使い、姓は車、名は寅次郎
> 人呼んで、フーテンの寅と発します」（男はつらいよ）

・歌詞の途中を息が続く限り伸ばして歌う

「ちょうちょーーー、ちょうちょーーー、なのはにとまれーーー、～」

・息つぎをしないで曲の終わりまで歌う

1曲を息継ぎをせずに、息が続く限り最後まで歌います。

ちょうちょう　ちょうちょう　菜の葉にとまれ
菜の葉に飽いたら　桜にとまれ
桜の花の　花から花へ
とまれよ　あそべ　あそべよ　とまれ

2) 口すぼめ呼吸

　呼気に際して口を小さくすぼめてゆっくりと息を吐き出します。息の吐き出し口を狭くすることで、口腔内に抵抗を与えます。

Q4. 発音や発声がうまくできず言葉がしゃべりづらい人に、音楽療法士はどのようにかかわればいいのですか？

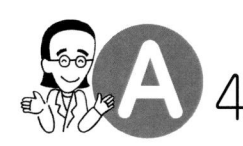

A4. 日常生活において、おしゃべりの障害は大変不便です。いろいろなリハビリ方法がありますが、退屈なものも多く、訓練の意欲をそぎます。音楽を利用することで楽しみながら、自然に発音を誘導することができます。工夫次第で音楽療法士が専門性を発揮できる分野でしょう。

バンゲード方式（Ⅱ） からのつづき

4　構音訓練

嚥下と発音は、口唇・歯・舌・頬・咽頭・口蓋など同じ器官を使っています。
そのため「摂食嚥下障害」と「発音障害」は重複して発生する場合があります。

訓練方法
① 次頁の表の、4つの音を順番に、「パパパパ‥‥」、「タタタタ‥‥」と繰り返し発音します。
② 「パカパカ‥‥」、「タカタカ‥‥」と複数の音も発音します。
③ 練習したい音を含む単語、文章を発音したり歌ったりすることも有効です。はじめはゆっくりと、正しく正確に発音できるようになったらスピードを上げていきます。
④ 「パンダの宝物」、「パタカラ・パタカラ」と発音する方法はよく知られています。
⑤ 次のような早口ことばや語呂ことばも活用できます。

◆早口言葉を使用した訓練
「生麦　生米　生卵」
「隣の客はよく柿食う客だ」
「坊主が屏風に坊主の絵を上手に書いた」
「向こうの格子に竹立てかけた」
「赤巻紙　青巻紙　黄巻紙」

◆語呂言葉を使用した訓練
「恐れ入谷の鬼子母神」
「驚き桃の木山椒の木」
「感謝感激雨あられ」
「結構毛だらけ猫灰だらけ」

Part 6　歌を使った摂食嚥下リハビリ

パ パ行・バ行・マ行	タ タ行・ダ行・ナ行・ラ行	カ カ行・ガ行	ラ ラ行
「両唇音」	「歯音・歯茎音」	「軟口蓋音」	「歯音・歯茎音」
上下の唇をしっかり閉じ、勢いよく息を外に排出させる	舌尖を上顎前歯および歯肉部に圧接させる	舌の後方部の挙上運動で発声される舌の後方部と軟口蓋が持ち上がる。	舌の尖端を上方にくるっと丸め、上顎前歯の少し後方に圧接させて発声
「口唇の閉鎖不全の改善」に有効	「舌尖挙上不全の改善」に有効	「奥舌挙上不全の改善」に有効	「舌尖挙上不全の改善」に有効
口輪筋の働きで動くので、食事のとき食物を円滑にこぼすことなく取り込むために必要	この舌の動きは、食物を押しつぶし、正しく飲み込むのに必要	鼻腔に息が漏れないために必要。鼻声防止、水分や食物の鼻への逆流防止	食物を押しつぶしたり、口の中の食塊を舌の上にまとめ、正しく飲み込むために必要
ブルドック、ボーリング場、ピアノ、プラネタリウム、ピンポンパン、ポップコーン、ペプシコーラ、ペコちゃんポコちゃん	宝物、たき火、ただいま、タンクトップ、タクシー、たぬき、机、近道、天狗、トランプ、たたり、ただ乗り	学校給食、学芸会、科学館、ぎっくり腰、銀行強盗、金魚、コケコッコー、かかあ天下、雅楽	ラーメン、ラッパ、リンゴ、リハビリ、留守番、レコード、ロンドン、リラの花、ロリコン、上海リル

♪ 音楽療法の実践例

◆メトロノームを使用して

　メトロノームの音に合わせて発音します。初めはゆっくり、次第にスピードアップします。慣れないうちは、1拍おきで可。振り子を見ながら、「左側に振れた時、発音しましょう」と説明するとわかりやすい。

　この訓練は、発音をしっかりすることが目的で、スピードアップは目的ではありません。

　メトロノーム使用は、一定のテンポをキープするためです。慣れてきたらいろいろな発音パターンやスピードに変えて試してください。

①メトロノームは♩=76の1拍おきから始め、♩=120くらいまでテンポアップする

　「ア・ア・ア」のように「ア」を1回ずつ
　「アアア・アアア」のように「ア」を3回ずつ
　「アアアアア・アアアアア」のように「ア」を5回ずつ

パ行・タ行・カ行などでも行う

②メトロノームは♩=76から始め♩=69、63と徐々に遅くする
「アーーーー・イーーーー」など、「ア」×5拍分、「イ」×5拍分をのばして発音

③メトロノームは♩=50くらいから始め、♩=100くらいまでテンポアップする

・「パタ・パタ・パタ」「タカ・タカ・タカ」「パカ・パカ・パカ」
 「パタ・カ、パタ・カ、パタ・カ、～」などいろいろなパターンで行います
・またみんなが知っている有名曲の歌詞を「パパパ…」「タタタ…」「ラララ…」で歌っても効果があります。

5 発声訓練

「発声の良し悪し」と「摂食嚥下障害」には相関関係が見られます。
　大きな声を出したり、長い時間発声することは**咽頭の閉鎖・呼吸機能の改善**に効果があります。できるだけ高い声を出す**「裏声発声」**は声帯を緊張させ喉頭を挙上させる効果があり誤嚥防止となります。
　できるだけ高い声を出し5秒程度持続させます。これを10回くらい繰り返します。

♪音楽療法の実践例

① みんながよく知っている曲を対象者の声域に合ったキーで歌ってください。順に、キーを半音ずつ無理がないように上げてください。
② セッションでよく歌う曲の中に、訓練効果が認められる歌が数多くあります。次の歌の歌詞を意識して発音しましょう。

◆「あめふり」
**ラ行・タ行(舌尖挙上の訓練)、 カ行・ガ行(奥舌挙上不全の訓練)、
パ行(口唇閉鎖不全の訓練)を含む**

あめふり
作詞　北原白秋
作曲　中山晋平

あめあめ　ふ**れ**ふ**れ**　母さんが
じゃのめで　お迎え　う**れ**しいな
**ピッチピッチ　チャップチャップ
ランランラン**

♪ **音楽療法の実践例**

◆「汽車ぽっぽ」

カ行 (奥舌挙上不全の訓練)、パ行 (口唇閉鎖不全の訓練)、
タ行 (舌尖挙上の訓練)

汽車ポッポ
作詞 富原薫
作曲 草川信

きしゃ **き**しゃ **ポ**ッ**ポ** **ポ**ッ**ポ** シュッポ シュッポ シュッポッポ
ぼくらをのせて シュッポ シュッポ シュッポッポ
ス**ピ**ード ス**ピ**ード 窓の外 畑も **とぶ** **とぶ** 家も**とぶ**
走れ 走れ 走れ **て**っきょうだ **て**っきょうだ 楽しいな

◆「かえるの合唱」

カ行・ガ行 (奥舌挙上不全の訓練)、 ラ行・タ行 (舌尖挙上の訓練)

かえるの合唱
作詞 岡本敏明
ドイツ民謡

かえるのうたが きこえてくるよ
クワッ クワッ クワッ クワッ
ケケケケケケケケ クワッ クワッ クワッ

◆「隣組」

タ行 (舌尖挙上の訓練)、カ行・ガ行 (奥舌挙上不全の訓練)

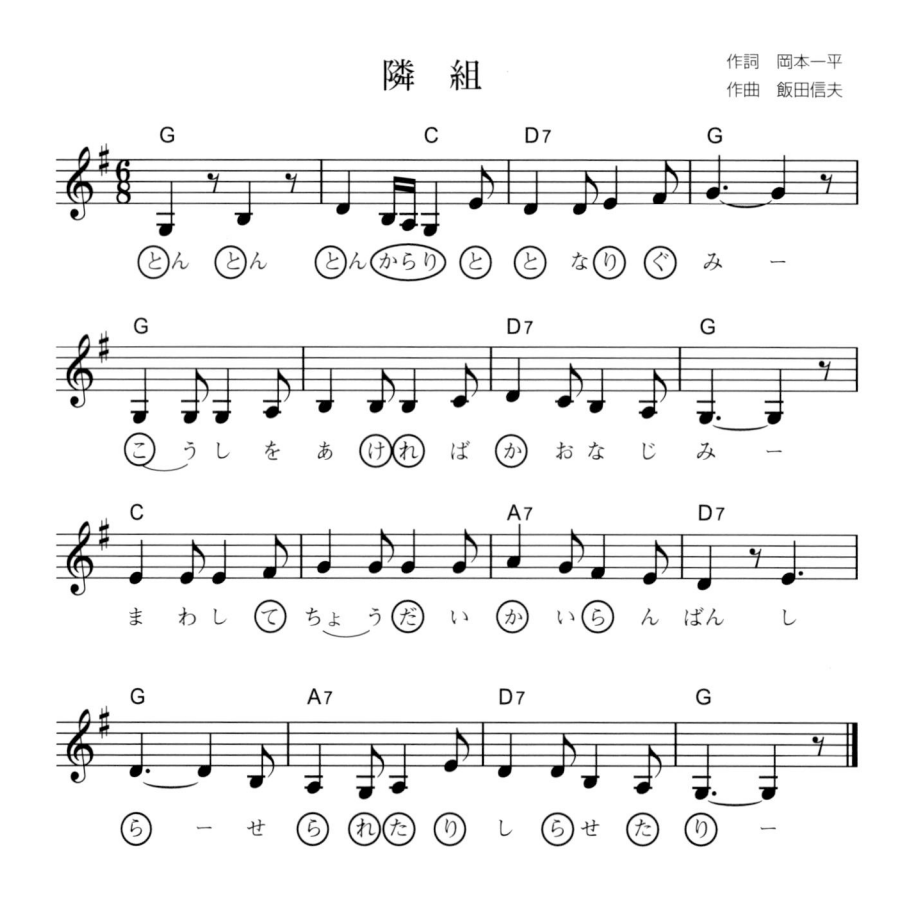

隣 組

作詞 岡本一平
作曲 飯田信夫

とん とん とんからりと となりぐみー
こうしをあければ かおなじみー
まわしてちょうだい かいらんばんし
らーせられたり しらせたりー

チャッキリ節

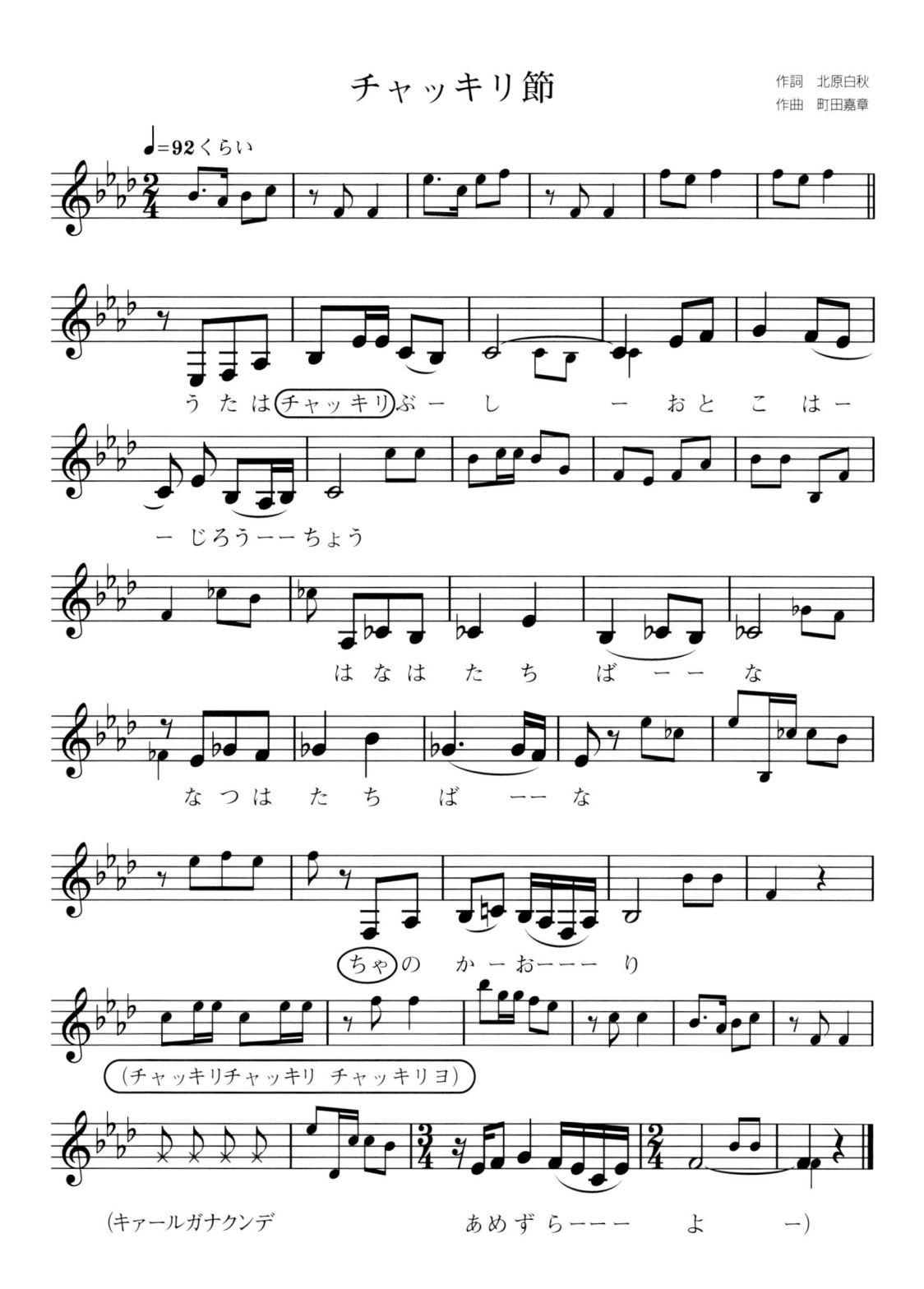

作詞　北原白秋
作曲　町田嘉章

♩=92 くらい

うたは チャッキリ ぶーしー おとこはー
ー じろうーー ちょう
はな は たち ば ーー な
なつ は たち ば ーー な
ちゃ の かーおーーー り
（チャッキリチャッキリ　チャッキリヨ）
（キャールガナクンデ　　　あめずらーーー　よ　ー）

♪ 音楽療法の実践例

会津磐梯山

福島県民謡

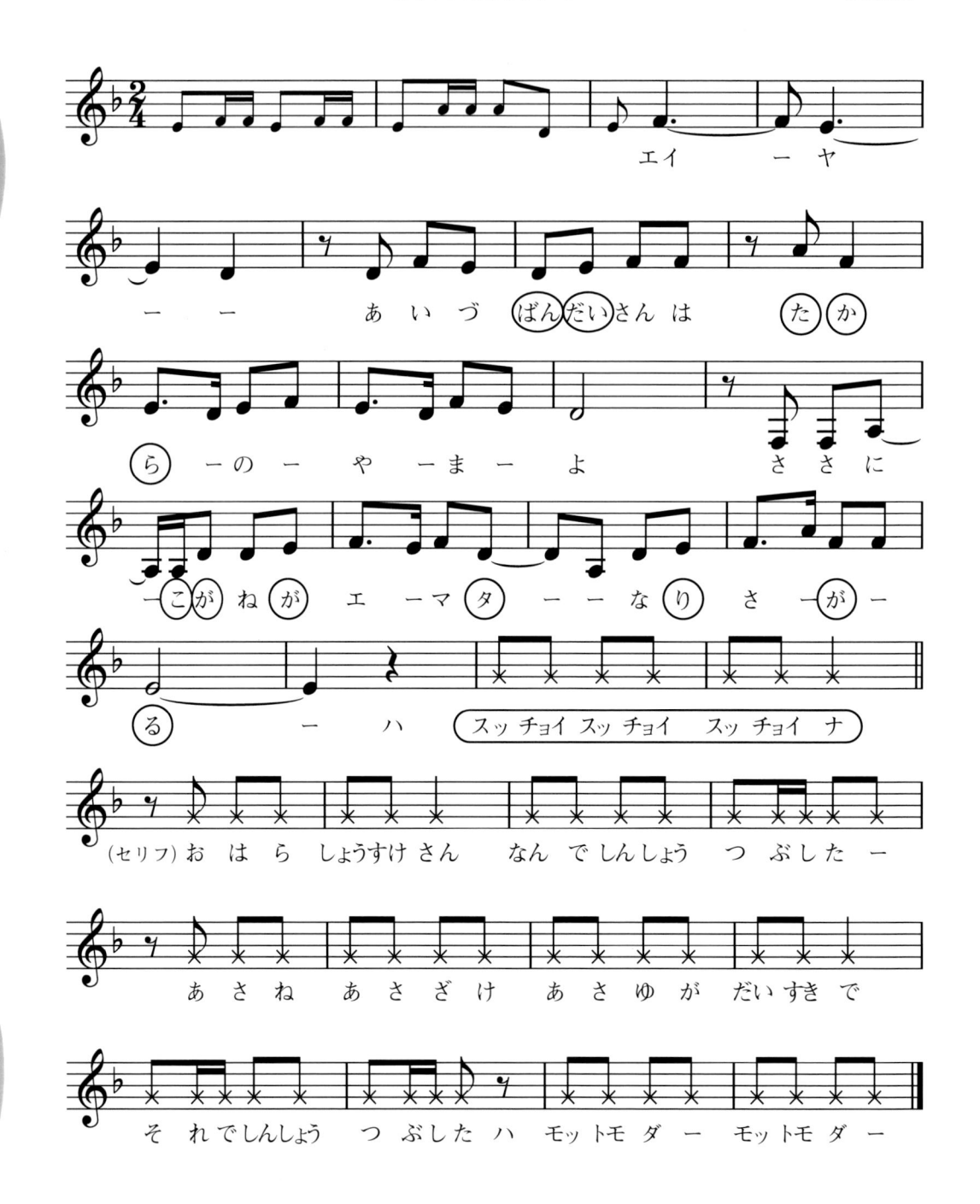

エイ ー ヤ ー ー あいづ ばんだいさんは たか ら ー の ー や ー ま ー よ さ さに こ が ね が エ ー マ タ ー ー な り さ ー が ー る ー ハ スッチョイ スッチョイ スッチョイ ナ

(セリフ) お は ら しょうすけ さん なん で しんしょう つ ぶ した ー

あ さ ね あ さ ざけ あ さ ゆ が だいすき で

そ れ で しんしょう つ ぶ した ハ モット モ ダー モット モ ダー

北海盆唄

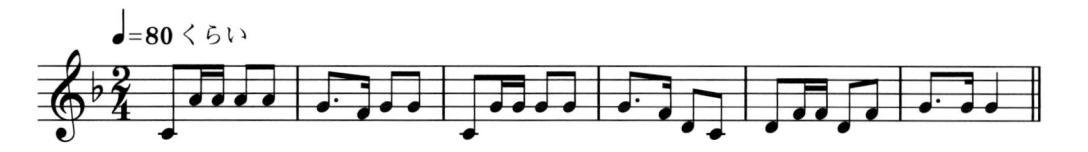

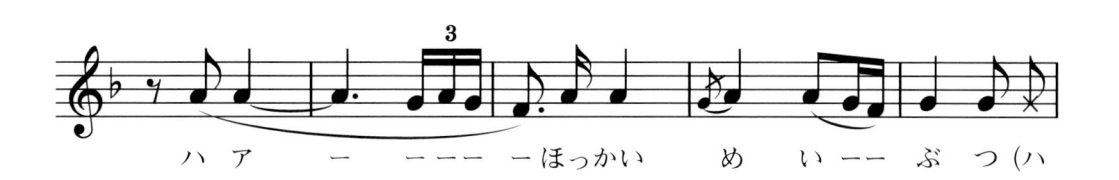

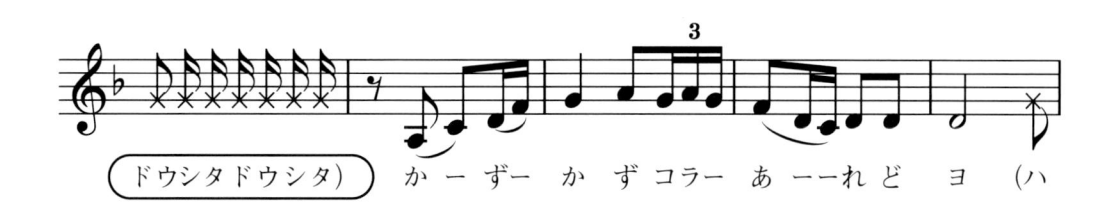

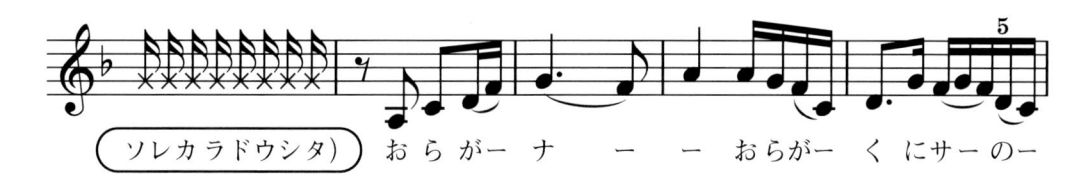

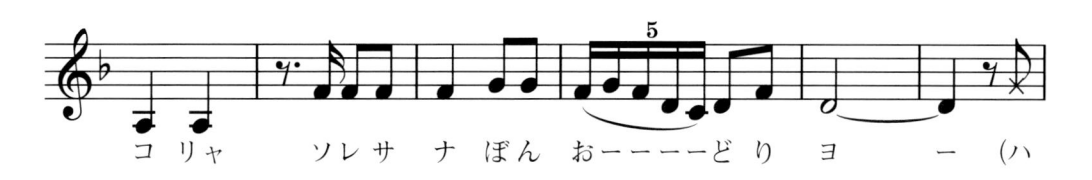

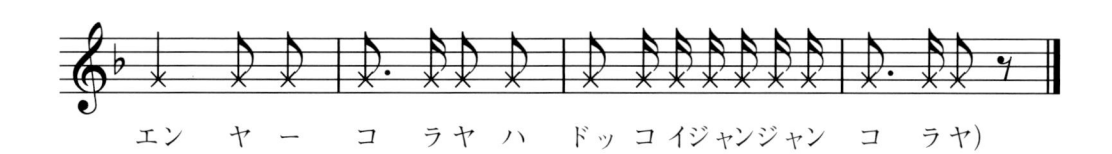

北海道民謡

♩=80 くらい

ハアーーーーーほっかい めいーーぶつ（ハ ドウシタドウシタ）かーずー かず コラー あーれど ヨ（ハ ソレカラドウシタ）おらが ナーーー おらがー くにサーのー コリャ ソレサ ナ ぼん おーーーー どり ヨーー（ハ エン ヤー コ ラヤ ハ ドッコイ ジャンジャン コ ラヤ）

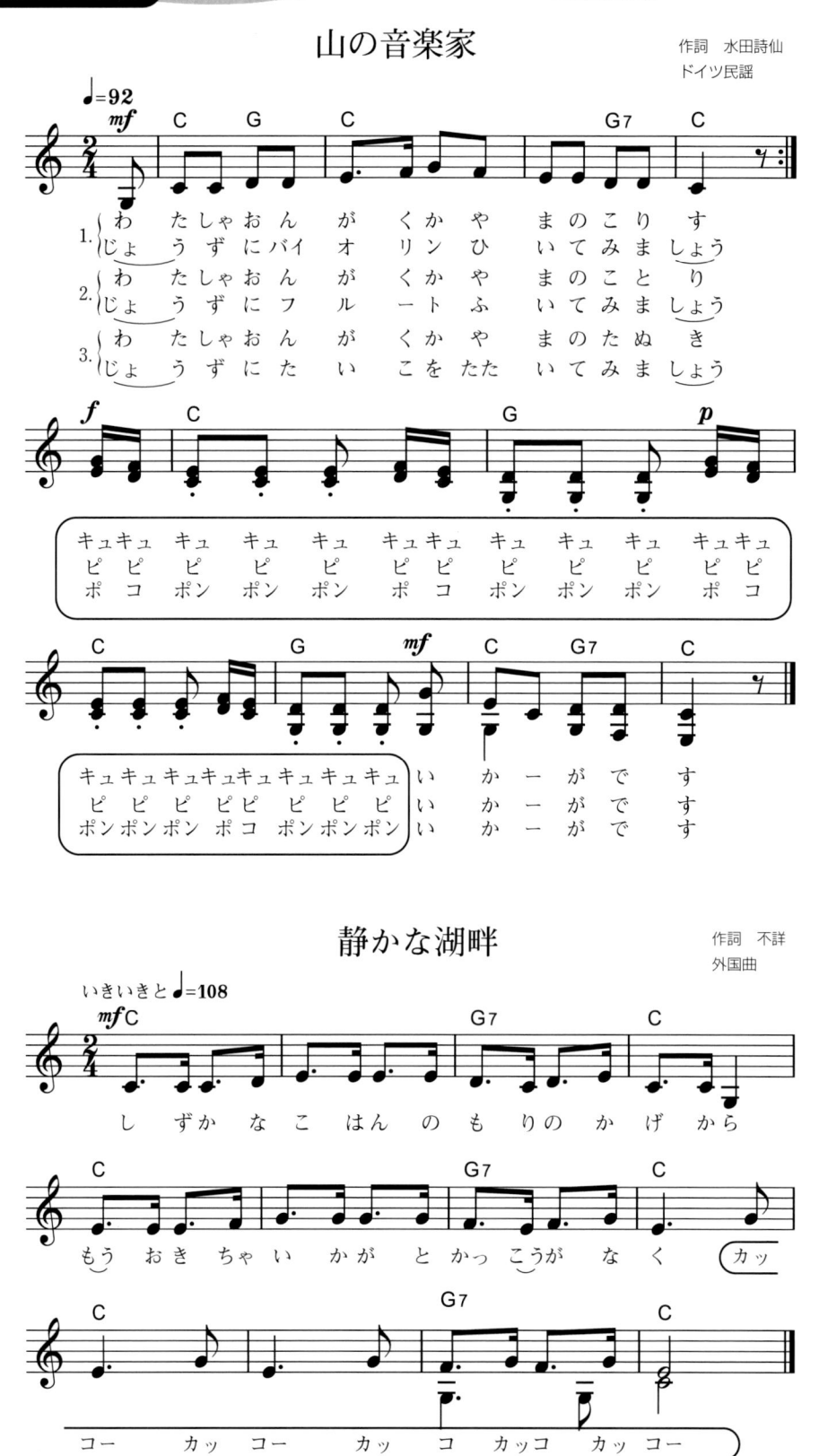

♪ **音楽療法の実践例**

山の音楽家

作詞　水田詩仙
ドイツ民謡

1. わたしゃおんがくかやまのこりす
   じょうずにバイオリンひいてみましょう
2. わたしゃおんがくかやまのことり
   じょうずにフルートふいてみましょう
3. わたしゃおんがくかやまのたぬき
   じょうずにたいこをたたいてみましょう

キュキュ キュ キュ キュ キュキュ キュ キュ キュ キュキュ
ピ ピ ピ ピ ピ ピピ ピ ピ ピ ピピ
ポコ ポン ポン ポン ポコ ポン ポン ポン ポコ

キュキュキュキュキュキュキュキュ いかーがです
ピ ピ ピ ピピ ピピ ピ いかーがです
ポンポンポン ポコ ポンポンポン いかーがです

静かな湖畔

作詞　不詳
外国曲

しずかなこはんのもりのかげから

もうおきちゃいかがとかっこうがなく カッ

コー カッ コー カッ コ カッコ カッコー

草競馬

訳詞　並木祐一
作曲　フォスター

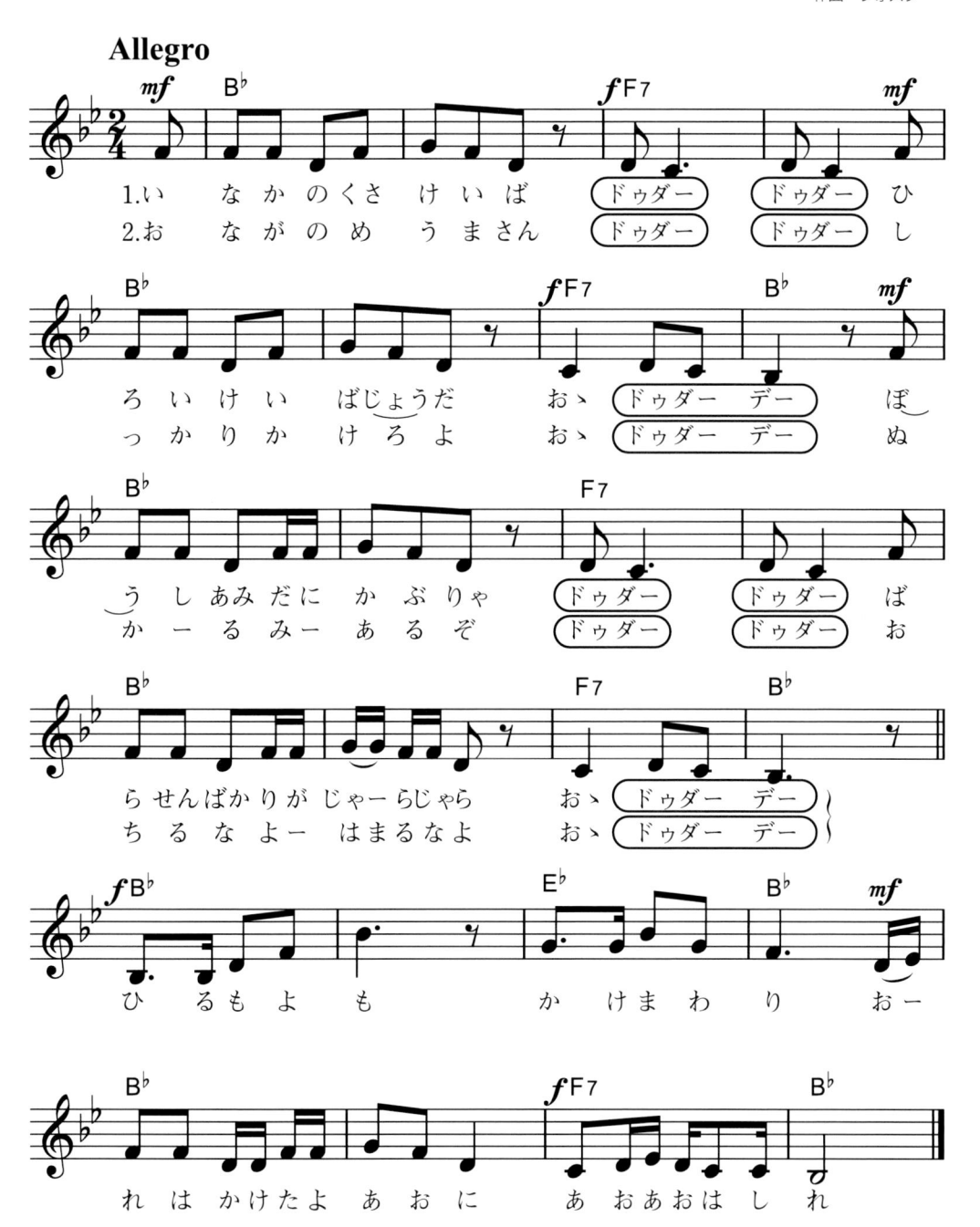

Allegro

1. いなかのくさけいば　ドゥダー　ドゥダー　ひろいけいばじょうだ　おゝ　ドゥダー デー　ぼうしあみだにかぶりゃ　ドゥダー　ドゥダー　ばらせんばかりがじゃーらじゃら　おゝ　ドゥダー デー　ひるもよも　かけまわり　おーれはかけたよ　あおに　あおあおはしれ

2. おながのめうまさん　ドゥダー　ドゥダー　しっかりかけろよ　おゝ　ドゥダー デー　ぬかーるみーあるぞ　ドゥダー　ドゥダー　おちるなよー　はまるなよ　おゝ　ドゥダー デー

Part 6　歌を使った摂食嚥下リハビリ

♪ 音楽療法の実践例

ピクニック

作詞　萩原英一
イギリス民謡

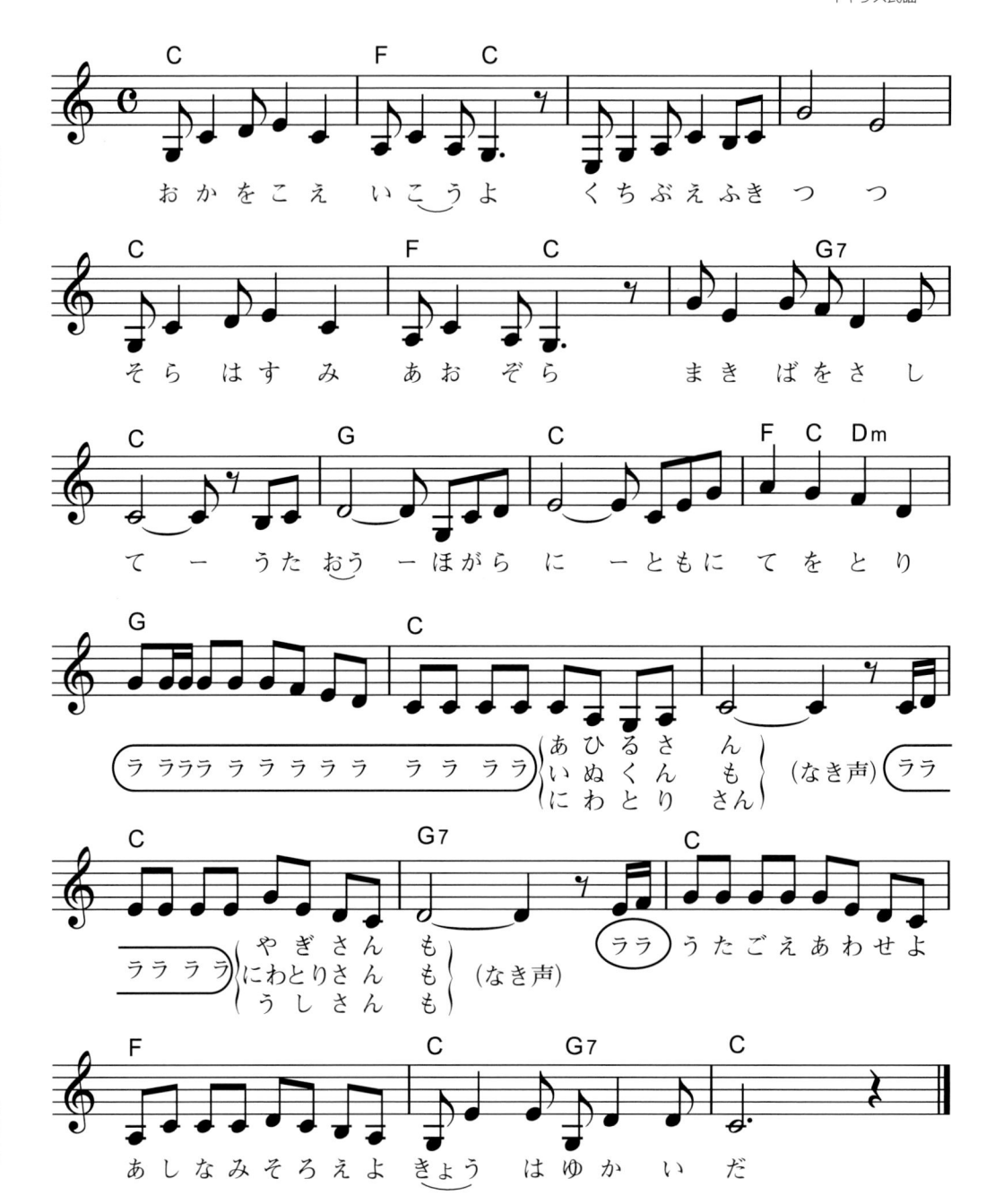

おかをこえ　いこうよ　くちぶえふきつつ
そらはすみ　あおぞら　まきばをさし
て　うたおう　ほがらに　ともにてをとり

ラララララララララ　ラララ　ララ　｛あひるさんも / いぬくんも / にわとりさん｝（なき声）ララ
ララララ　｛やぎさんも / にわとりさんも / うしさんも｝（なき声）ララ　うたごえあわせよ
あしなみそろえよ　きょうはゆかいだ

高原列車は行く

作詞　丘灯至夫
作曲　古関裕而

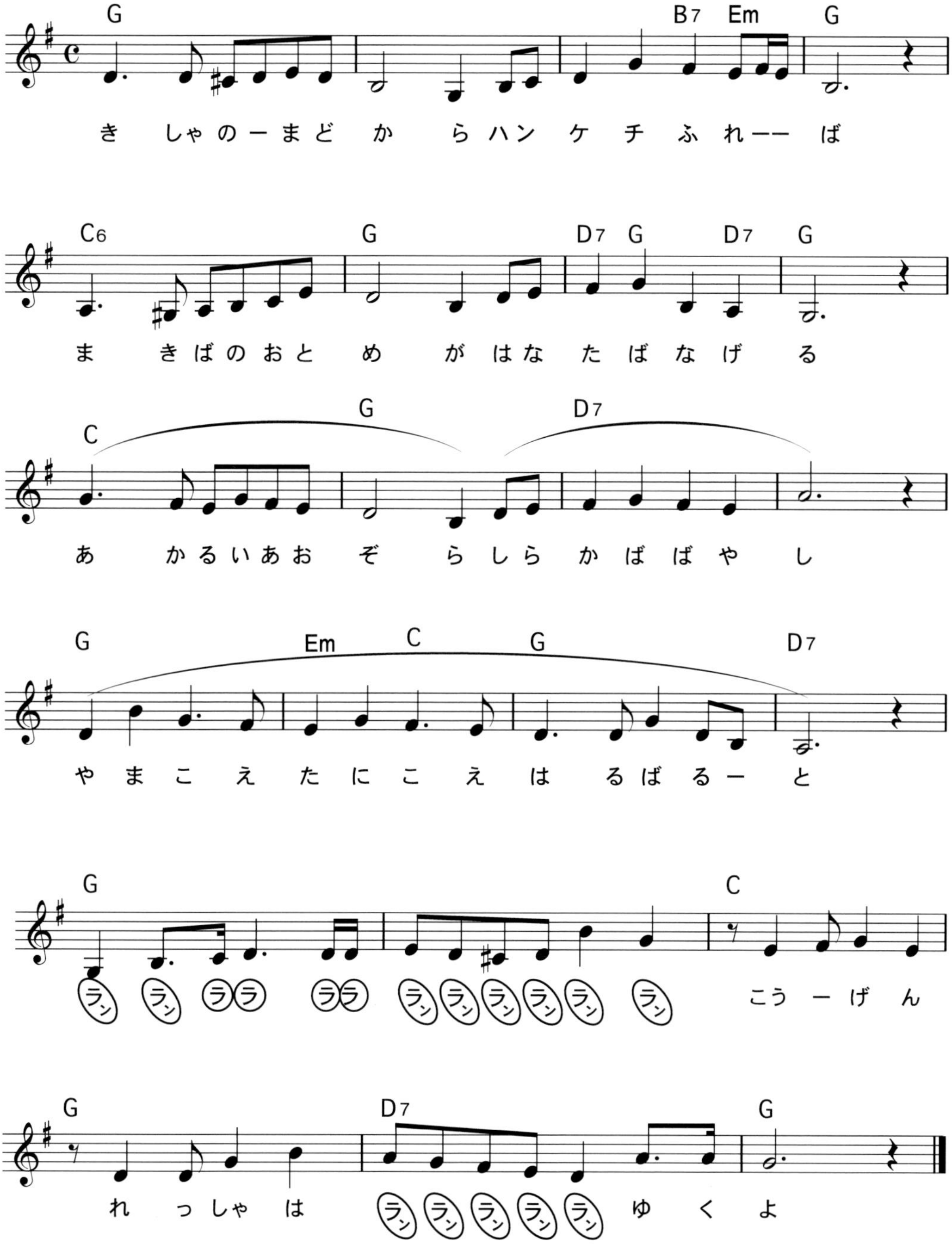

き しゃのーまど か らハン ケ チ ふれーー ば

ま きばのおと め が はな たば なげ る

あ かるいあお ぞ ら しら かば ばや し

や ま こ え た に こ え は る ば るー と

ラン　ラン　ララ　ララ　ラン ラン ラン ラン ラン　ラン　こうーげん

れ っしゃ は　ラン ラン ラン ラン ラン　ゆ く よ

Part 6　歌を使った摂食嚥下リハビリ

♪ 音楽療法の実践例

幸せなら手をたたこう

作詞　きむら・りひと
スペイン民謡

1.
幸せなら　手をたたこう **パンパン**
幸せなら　手をたたこう **パンパン**
幸せなら　態度でしめそうよ
ほら　みんなで　手をたたこう **パンパン**

2.
幸せなら　足ならそう **ドンドン**
幸せなら　足ならそう **ドンドン**
幸せなら　態度でしめそうよ
ほら　みんなで　足ならそう **ドンドン**

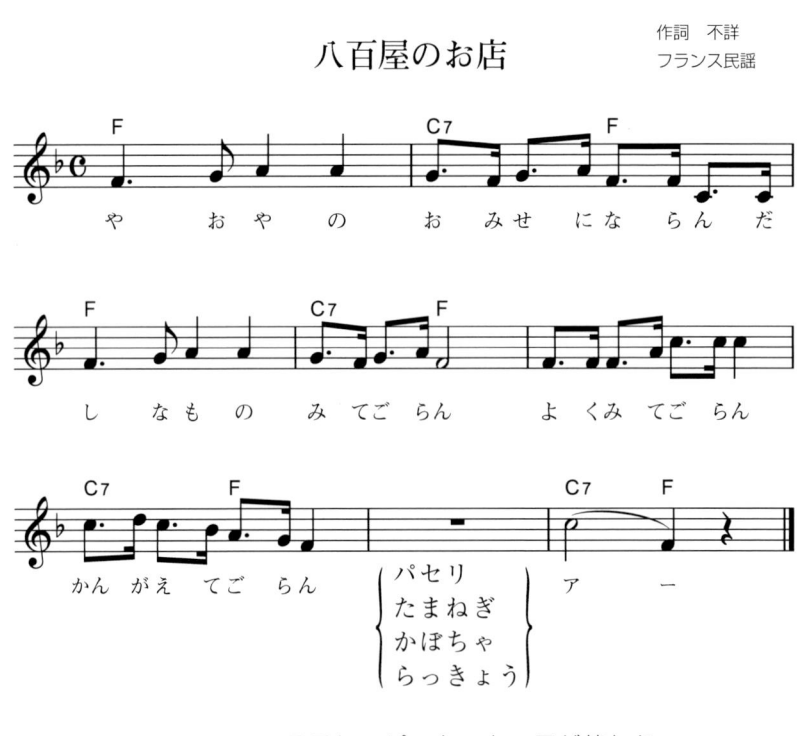

3.
幸せなら　肩たたこう **タンタン**
幸せなら　肩たたこう **タンタン**
幸せなら　態度でしめそうよ
ほら　みんなで　肩たたこう **タンタン**

八百屋のお店

作詞　不詳
フランス民謡

や　お　や　の　お　み　せ　に　な　ら　ん　だ
し　な　もの　み　て　ご　らん　　よく　み　て　ご　らん
かん　がえ　て　ご　らん　｛パセリ／たまねぎ／かぼちゃ／らっきょう｝　ア　ー

ここに、パ・タ・カ・ラが使われる言葉を入れて歌いましょう。

Part 7

実用・口腔ケア体操

「男はつらいよ」体操
「花」体操
「学生時代」体操
「想い出の渚」体操
「亜麻色の髪の乙女」体操
「旅の夜風」体操

前章の「バンゲード法」をさらに応用し
なじみのある歌に合わせながらできる
食事前の口腔ケア体操として考案しました。
それぞれの動作は、どこの筋肉を使い、
どんな働きや効果をねらった運動であるのかを
表にまとめました。
ねらいを理解しながら、それぞれの体操を楽しんでください。

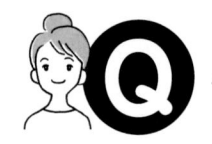

Q1.「寅さん体操」って何ですか?

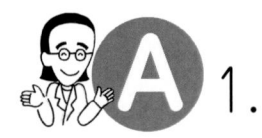

A1. 飲み込みに関係するさまざまな器官の改善・維持向上を目的に私が考案した健康体操です。
脳卒中後遺症の患者、嚥下力の低下している高齢者、健康ではあるけれど身体を動かすことに慣れていない高齢者などを対象としています。
食事前のストレッチ体操として、また音楽療法で行う口腔ケア体操として実践してみてください。

「寅さん体操」の目的

みなさんはスポーツを始める前に準備体操をしますね。これと同じように食事をする前の準備体操も必要とお考えください。食事をするには、上肢、口腔内の歯や舌、咽頭、頚部の筋肉など、いろいろな部分を動かしながら食べるのですが、体の動きが低下した高齢者が運動の準備なしにいきなり食事を取ることは、危険な行為なのです。

「寅さん体操」は、「男はつらいよ」(渥美清主演)でお馴染みのあの主題曲に合わせて自然に体を動かすことにより、摂食嚥下の時に働く器官がリラックスするように私が考えた体操です。脳卒中後遺症があり摂食嚥下障害の危険がある患者、摂食嚥下力の低下が疑われる高齢者、現在は健康である高齢者まで幅広く活用できます。

内容は間接訓練、直接訓練、バンゲード法などから頭頚部のストレッチ効果が表れるような動作を入れました。

音楽療法の中でリラックス＆ストレッチ体操として活用してください。誤嚥防止が目的で行われる体操ですから、できれば食前(昼食前の10〜11時頃)に行うと効果的です。また「男はつらいよ」以外にも、みなさんによく歌われる有名な曲でいくつか考案しました。いろいろなヴァリエーションをお楽しみください。

「寅さん」体操の特徴

昭和44年から平成7年まで48作におよんだ国民的人気の映画、「男はつらいよ」(渥美清主演・山田洋次監督による人情喜劇シリーズ)の有名な主題歌です。

●初級編

体操を行うことがほとんどない高齢者、車イスやベッド上で生活し体が硬くなっている高齢者などを対象に行う体操です。関節を少しだけ動かし体操に慣れていただく易しいプログラムで、自分で食事を取るとき必要な体の動きを経験します。

	ポーズ	働く筋肉	効果
	手を顔の高さまで上げる	上腕二頭筋・上腕筋・三角筋・大胸筋・広背筋など	スプーンや箸で食物を口まで運ぶときの動作を維持改善する
	上・下を向く	胸鎖乳突筋・板状筋など	頸の筋肉をリラックスさせ食物を飲み込みやすくする

●中級編

初級編よりも体を大きく動かすポーズになっています。体操を経験し体が少し柔らかくなってきた高齢者が対象です。

	ポーズ	働く筋肉	効果
	フルスマイルの表情	口輪筋・大頬骨筋・笑筋など	表情筋のリラクセーション
	両頬を「プー」と膨らます	口輪筋・頬筋など	食物をこぼさないで食べられるようになる 「パ行」の単語発音の明瞭化
	舌を前に出す	舌根部・喉頭蓋など	咀嚼や発音の維持改善 誤嚥の予防

●上級編

摂食嚥下を行うときに関係する上半身、顔、頚などの筋肉を動かします。

2番までのフルコーラスに多くのポーズが入っています。曲の前後に入っている寅さんのセリフは、発音訓練として使います。体操に慣れた方に行ってください。

	ポーズ	働く筋肉	効果
	せりふの発音	口唇・舌・表情筋など	「バ・マ行」「タ・ナ・ラ行」「カ行」「ラ行」の発音訓練
	腹式呼吸	横隔膜など	気道分泌物の排出促進 咳をするとき十分な吸気量を確保する リラクセーション効果
	手を上に上げる	上腕二頭筋・上腕三頭筋・三角筋・大胸筋・広背筋など	腕・肩・肘関節を柔らかくし食事動作を円滑にする
	肩を上げる・下げる	肩甲挙筋・菱形筋・僧帽筋・三角筋など	肩関節を柔らかくし食事動作を円滑にする
	かかとを上げる つま先を上げる	腓腹筋・ヒラメ筋 長母趾伸筋など	転倒の予防
	「アイウエ」と発音するように口を動かす	口輪筋・頬筋・側頭筋・外側翼突筋など	食物の取り込み、発音の維持改善
	両頬を「プー」と膨らます 空気を吸うように口をすぼめて「陰圧」にする	口輪筋・頬筋など	食物をこぼさないで食べられるようになる 「パ行」の単語発音の明瞭化
	舌を前・上・左・右に出す	舌根部・喉頭蓋など	咀嚼や発音の維持改善 誤嚥の予防
	顔を左右に傾ける 上・下を向く 頚を回転する	胸鎖乳突筋・板状筋など	頚の筋肉をリラックスさせ食物を飲み込みやすくする

男はつらいよ

作詞 星野哲郎
作曲 山本直純

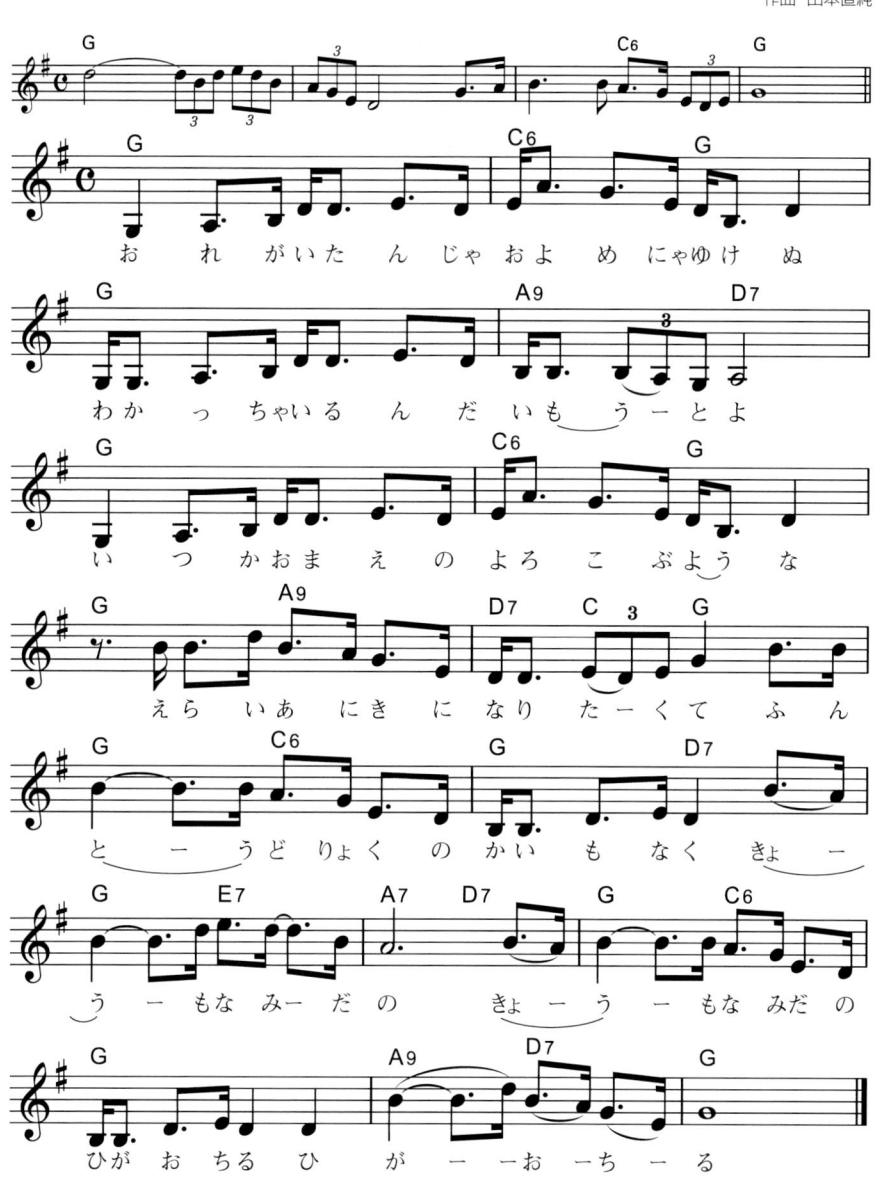

(セリフ) 私 生まれも育ちも 葛飾柴又です
帝釈天でうぶ湯を使い 姓は車 名は寅次郎
人呼んで フーテンの寅と発します

俺がいたんじゃ お嫁にゃ行けぬ
わかっちゃいるんだ 妹よ
いつかおまえの よろこぶような
偉い兄貴になりたくて
奮闘努力の甲斐も無く
今日も涙 今日も涙の
日が落ちる 日が落ちる

ドブに落ちても 根のある奴は
いつかは蓮の 花と咲く
意地は張っても 心の中じゃ
泣いているんだ 兄さんは
目方で男が 売れるなら
こんな苦労も こんな苦労も
かけまいに かけまいに

男とゆうもの つらいもの
顔で笑って 顔で笑って
腹で泣く 腹で泣く

(セリフ) とかく 西に行きましても
東に行きましても
土地 土地の お兄貴さん お姉さんに
ごやっかいかけがちになる若造です
以後 見苦しき面体
お見知りおかれまして
今日こう万端ひきたって
よろしく おたの申します

「寅さん」体操 ♪初級 ♪♪中級 ♪♪♪上級 編

(セリフ)

私　生まれも育ちも　葛飾柴又です
帝釈天でうぶ湯を使い　姓は車　名は寅次郎
人呼んで　フーテンの寅と発します

　　　　　　　　　　　　　　　　　　　　　　　——一語一語はっきりと発音します

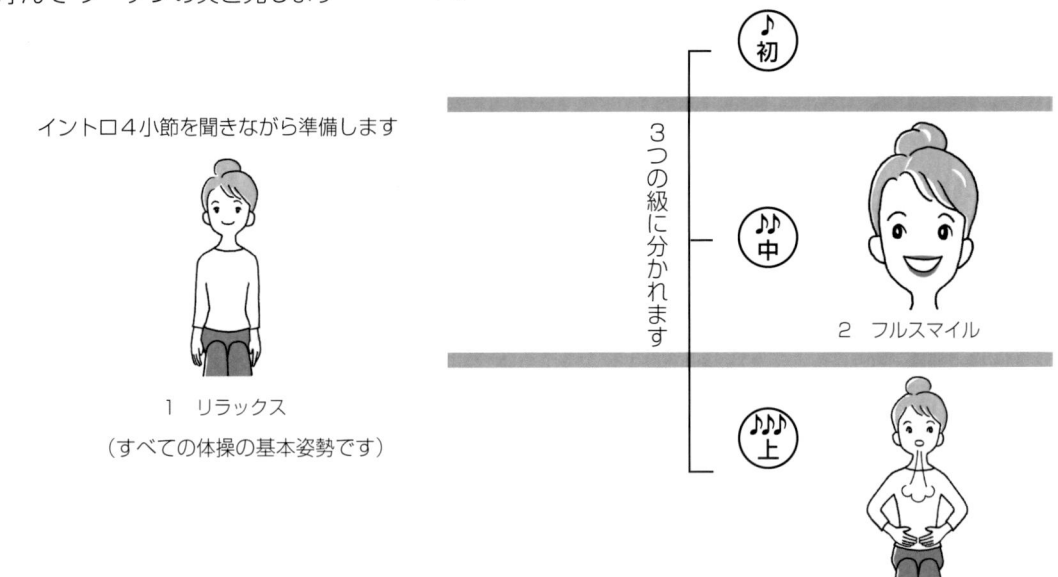

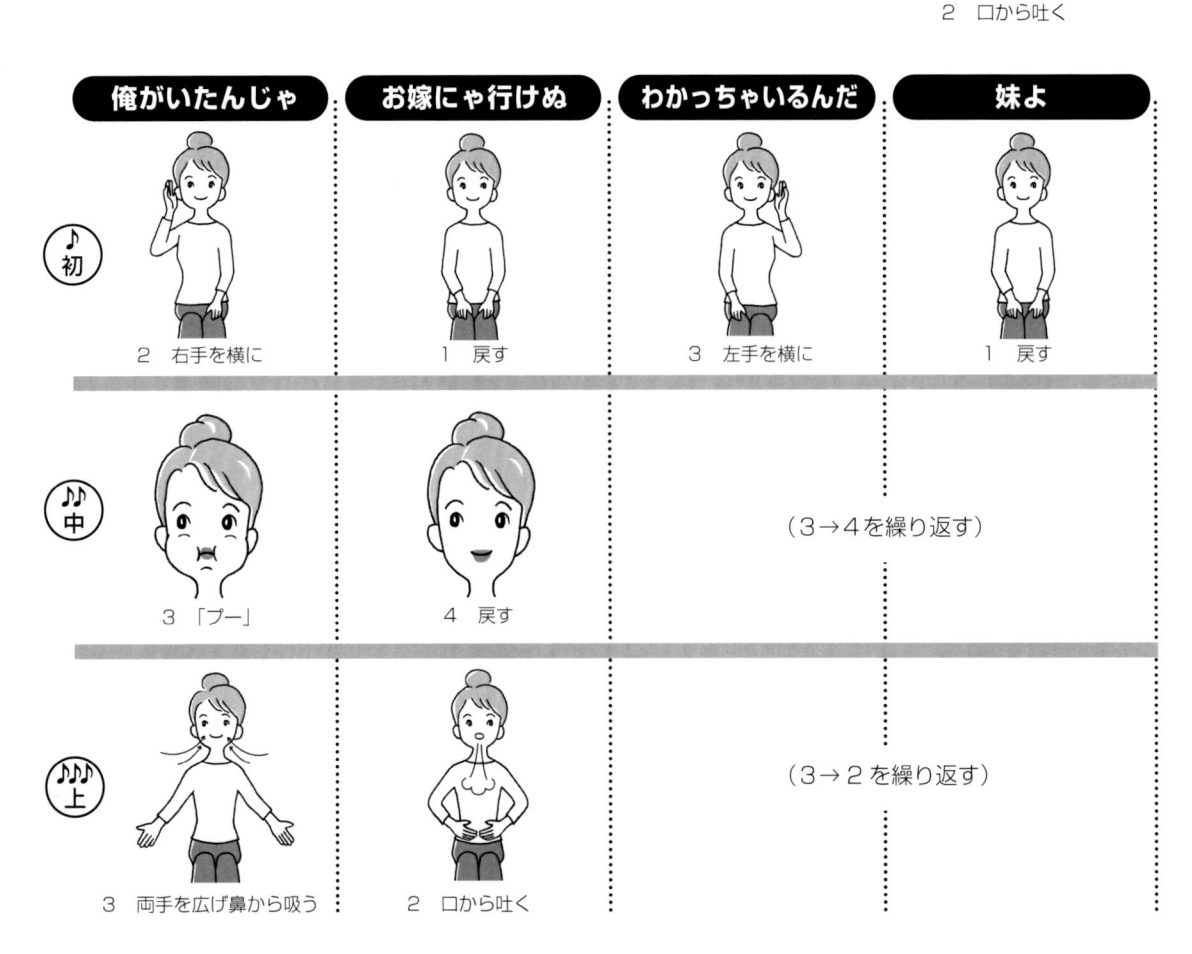

イントロ4小節を聞きながら準備します

1　リラックス
（すべての体操の基本姿勢です）

3つの級に分かれます

♪初

♪♪中　　2　フルスマイル

♪♪♪上　　2　口から吐く

	俺がいたんじゃ	お嫁にゃ行けぬ	わかっちゃいるんだ	妹よ
♪初	2　右手を横に	1　戻す	3　左手を横に	1　戻す
♪♪中	3　「ブー」	4　戻す	（3→4を繰り返す）	
♪♪♪上	3　両手を広げ鼻から吸う	2　口から吐く	（3→2を繰り返す）	

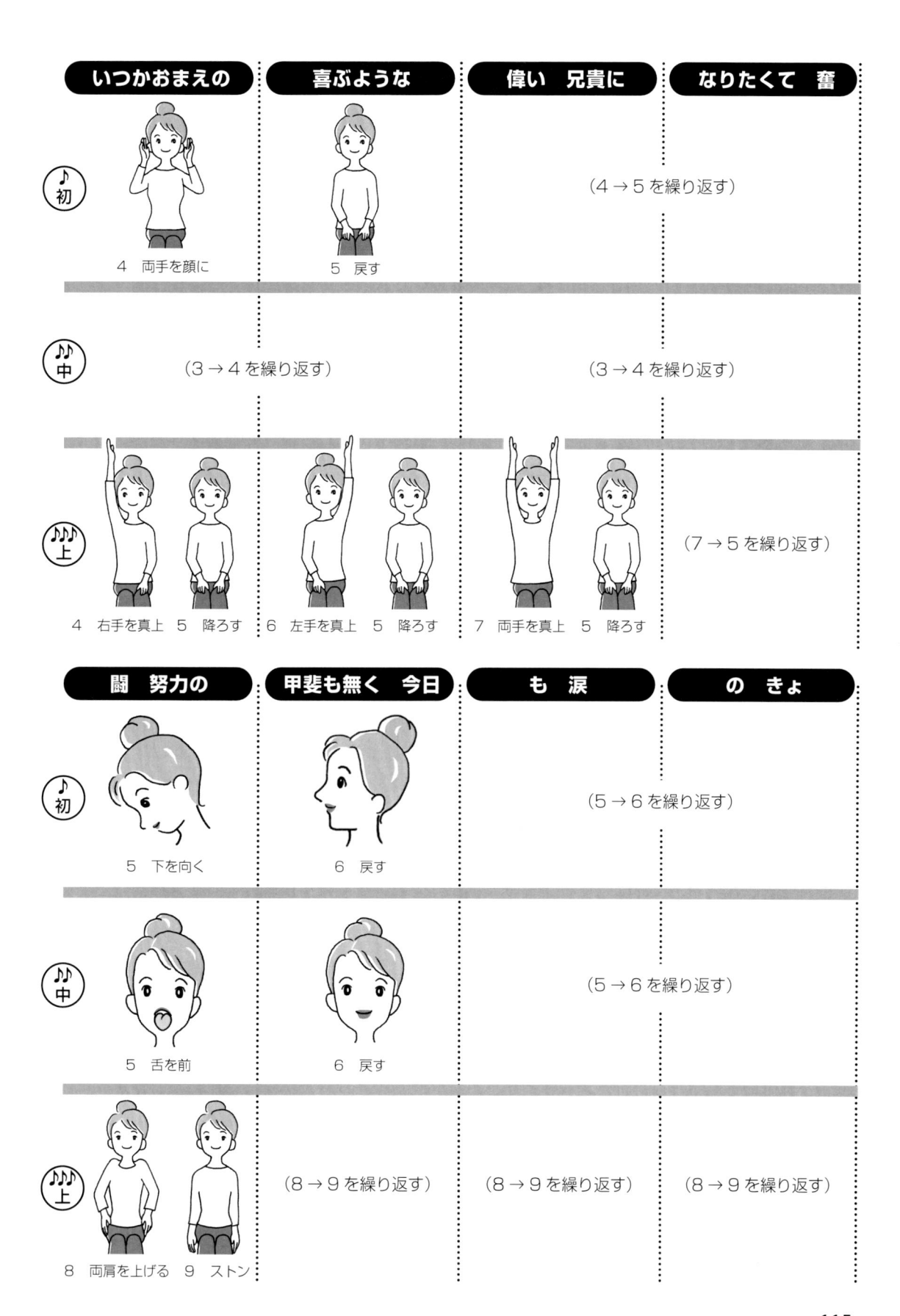

いつかおまえの	喜ぶような	偉い 兄貴に	なりたくて 奮
♪初 4 両手を顔に	5 戻す	(4→5を繰り返す)	
♪♪中	(3→4を繰り返す)	(3→4を繰り返す)	
♪♪♪上 4 右手を真上 5 降ろす	6 左手を真上 5 降ろす	7 両手を真上 5 降ろす	(7→5を繰り返す)

闘 努力の	甲斐も無く 今日	も 涙	の きょ
♪初 5 下を向く	6 戻す	(5→6を繰り返す)	
♪♪中 5 舌を前	6 戻す	(5→6を繰り返す)	
♪♪♪上 8 両肩を上げる 9 ストン	(8→9を繰り返す)	(8→9を繰り返す)	(8→9を繰り返す)

Part 7 実用・口腔ケア体操

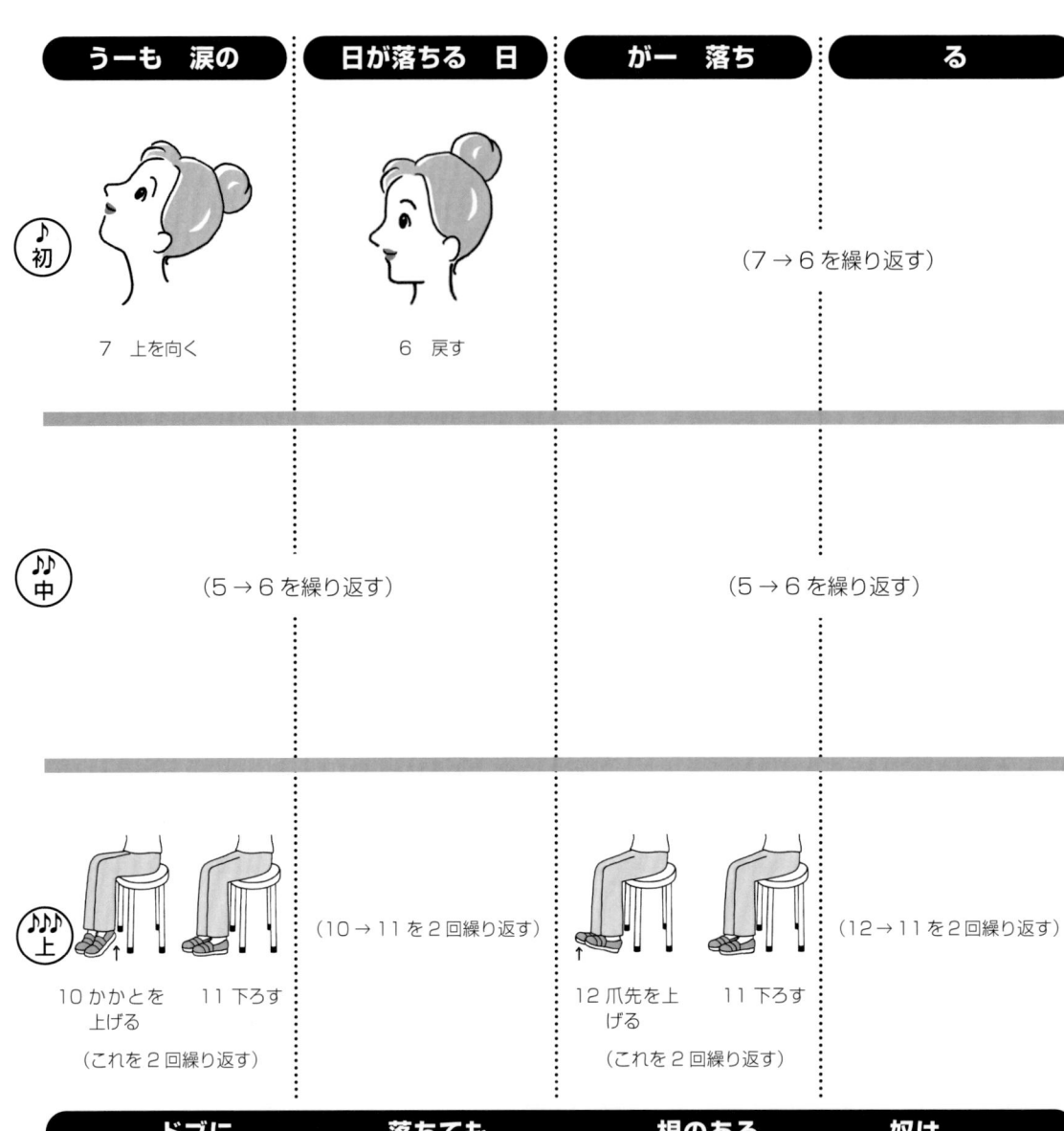

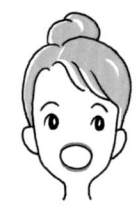

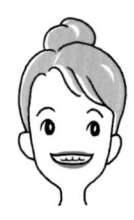

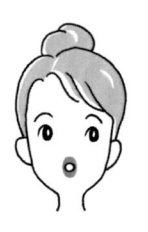

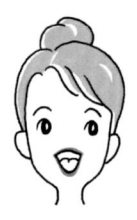

うーも 涙の	日が落ちる 日	がー 落ち	る
♪初 7 上を向く	6 戻す	（7→6を繰り返す）	
♪♪中	（5→6を繰り返す）		（5→6を繰り返す）
♪♪♪上 10 かかとを上げる　11 下ろす （これを2回繰り返す）	（10→11を2回繰り返す）	12 爪先を上げる　11 下ろす （これを2回繰り返す）	（12→11を2回繰り返す）

ドブに	落ちても	根のある	奴は
♪♪♪上 13「アー」	14「イー」	15「ウー」	16「エー」

ここは上級だけとなります

いつかは	蓮（はちす）の	花と咲	く

（13→16を繰り返す）

Part 7 実用・口腔ケア体操

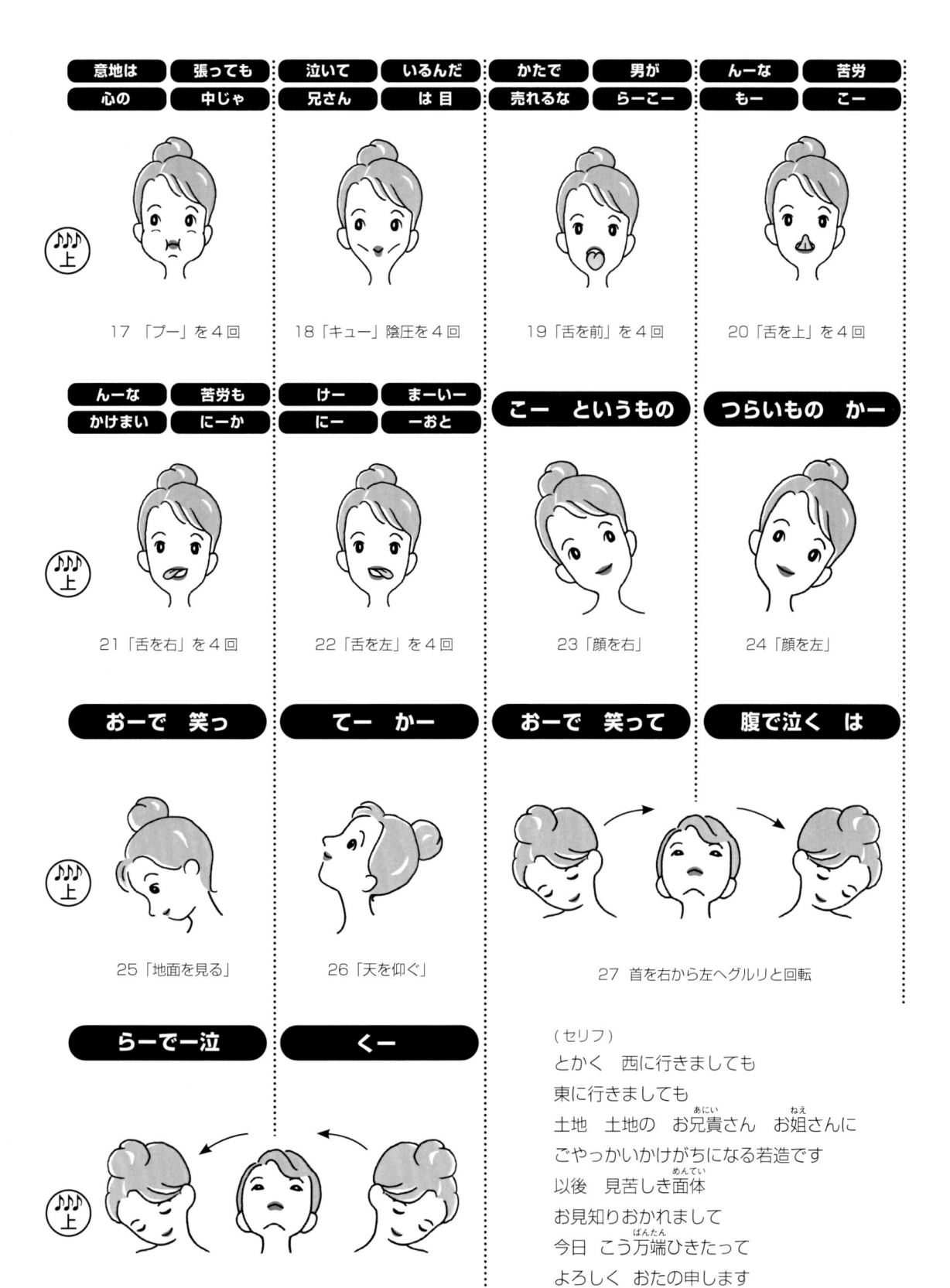

意地は 張っても 心の 中じゃ	泣いて いるんだ 兄さん は 目	かたで 男が 売れるな らーこー	んーな 苦労 もー こー

♪♪上

17 「プー」を4回　18 「キュー」陰圧を4回　19 「舌を前」を4回　20 「舌を上」を4回

んーな 苦労も かけまい にーか	けー まーいー にー ーおと	こー というもの	つらいもの かー

♪♪♪上

21 「舌を右」を4回　22 「舌を左」を4回　23 「顔を右」　24 「顔を左」

おーで 笑っ	てー かー	おーで 笑って	腹で泣く は

♪♪上

25 「地面を見る」　26 「天を仰ぐ」　27 首を右から左へグルリと回転

らーでー泣	くー

♪♪♪上

28 首を左から右へグルリと回転

（セリフ）
とかく　西に行きましても
東に行きましても
土地　土地の　お兄貴（あにい）さん　お姐（ねえ）さんに
ごやっかいかけがちになる若造です
以後　見苦しき面体（めんてい）
お見知りおかれまして
今日　こう万端（ばんたん）ひきたって
よろしく　おたの申します

（一語一語ハッキリ発音します）

117

「花」体操の特徴

(「花」は、明治33年瀧廉太郎の歌曲集「四季」の1曲として発表されました)

●初級編

　体操を行うことがほとんどない高齢者、車イスやベッド上で生活し体が硬くなっている高齢者などを対象に行う体操です。関節を少しだけ動かし体操に慣れていただく易しいプログラムで、自分で食事を取るとき必要な体の動きを経験します。

	ポーズ	働く筋肉	効果
	手を顔の高さまで上げる	上腕二頭筋・上腕筋・三角筋・大胸筋・広背筋など	スプーンや箸で食物を口まで運ぶときの動作を維持改善する
	上・下を向く	胸鎖乳突筋・板状筋など	頚の筋肉をリラックスさせ食物を飲み込みやすくする
	両頬を「プー」と膨らます	口輪筋・頬筋など	口や頬の筋肉をリラックスさせ食物をこぼすことなく取り込みができるようにする

●中級編

　初級編より体を大きく動かすポーズで構成されています。体操を経験し体が少し柔らかくなってきた高齢者を対象にしています。

	ポーズ	働く筋肉	効果
	肘を顔の高さまで上げる	上腕二頭筋・上腕筋・三角筋・大胸筋・広背筋など	肩・肘関節を柔らかくし食事動作を円滑にする
	顔を左右に傾ける	胸鎖乳突筋など	頚の筋肉をリラックスさせ食物を飲み込みやすくする
	舌を前に出す	舌根部・喉頭蓋など	咀嚼や発音の維持改善 誤嚥の予防

花

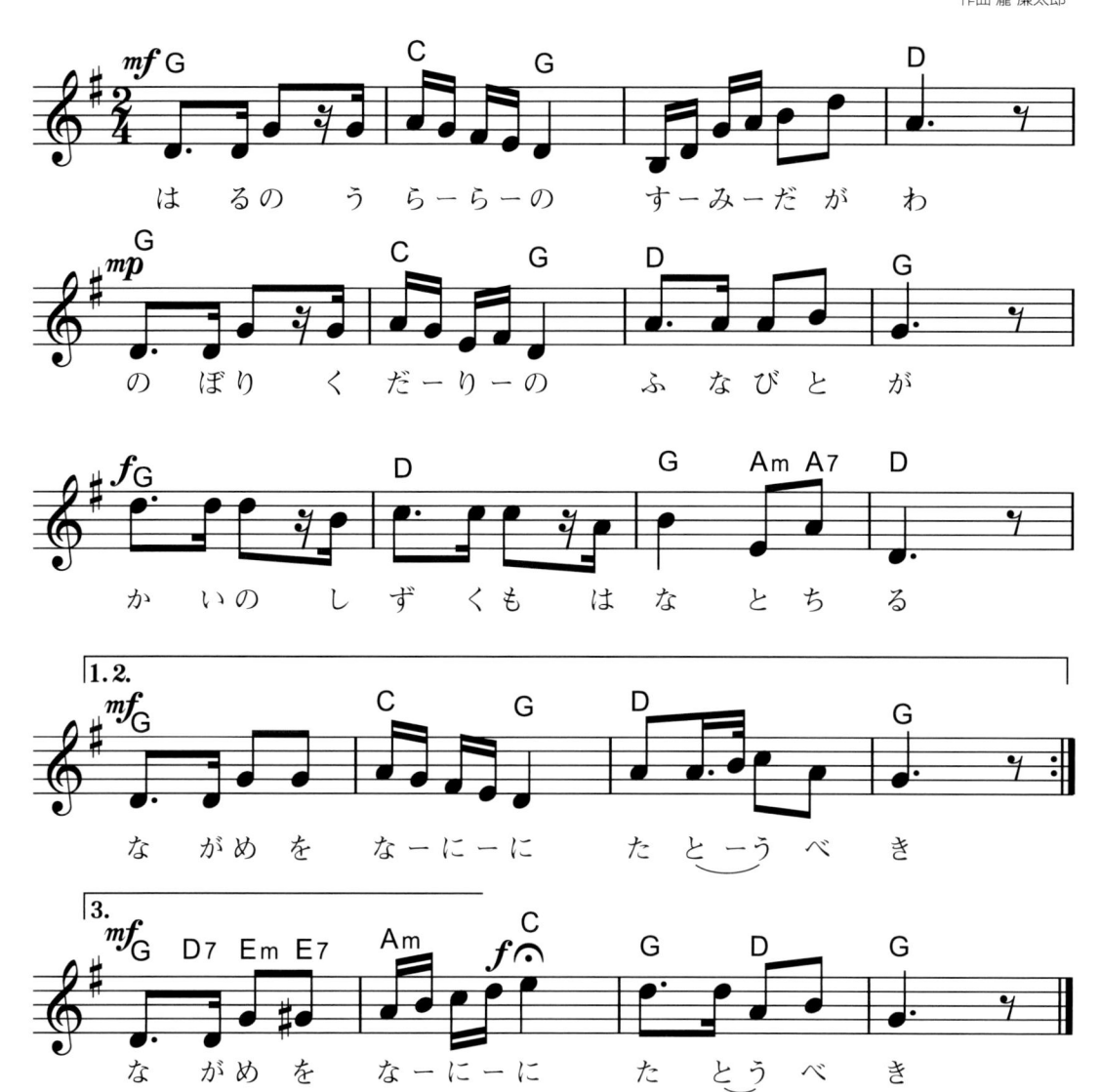

作詞 武島羽衣
作曲 瀧 廉太郎

1.
春のうららの隅田川
のぼりくだりの船人が
櫂のしづくも花と散る
ながめを何にたとふべき

2.
見ずやあけぼの露浴びて、
われにもの言ふ桜木を、
見ずや夕ぐれ手をのべて、
われさしまねく青柳を

3.
錦おりなす長堤に
くるればのぼるおぼろ月
げに一刻も千金の
ながめを何にたとふべき

「花」体操 ♪初級 ♪♪中級 編

	春の うららの	隅田川	のぼりくだりの	船人が
♪初	1 右手を耳の横に	2 戻す	3 左手を耳の横に	2 戻す
♪♪中	1 右肘を顔の高さに	2 戻す	3 左肘を顔の高さに	2 戻す

	かいのしずくも	はな と ちる	ながめを何に	たとふべき
♪初	4 両手を顔に	2 戻す	(4→2 を繰り返す)	
♪♪中	4 両肘を顔の高さに	2 戻す	(4→2 を繰り返す)	

	見ずや あけぼの	露 浴びて	我にものいう	桜木を
♪初	5 下向く	2 戻す	(5→2 を繰り返す)	
♪♪中	5 顔を左に	6 戻す	(5→6 を繰り返す)	

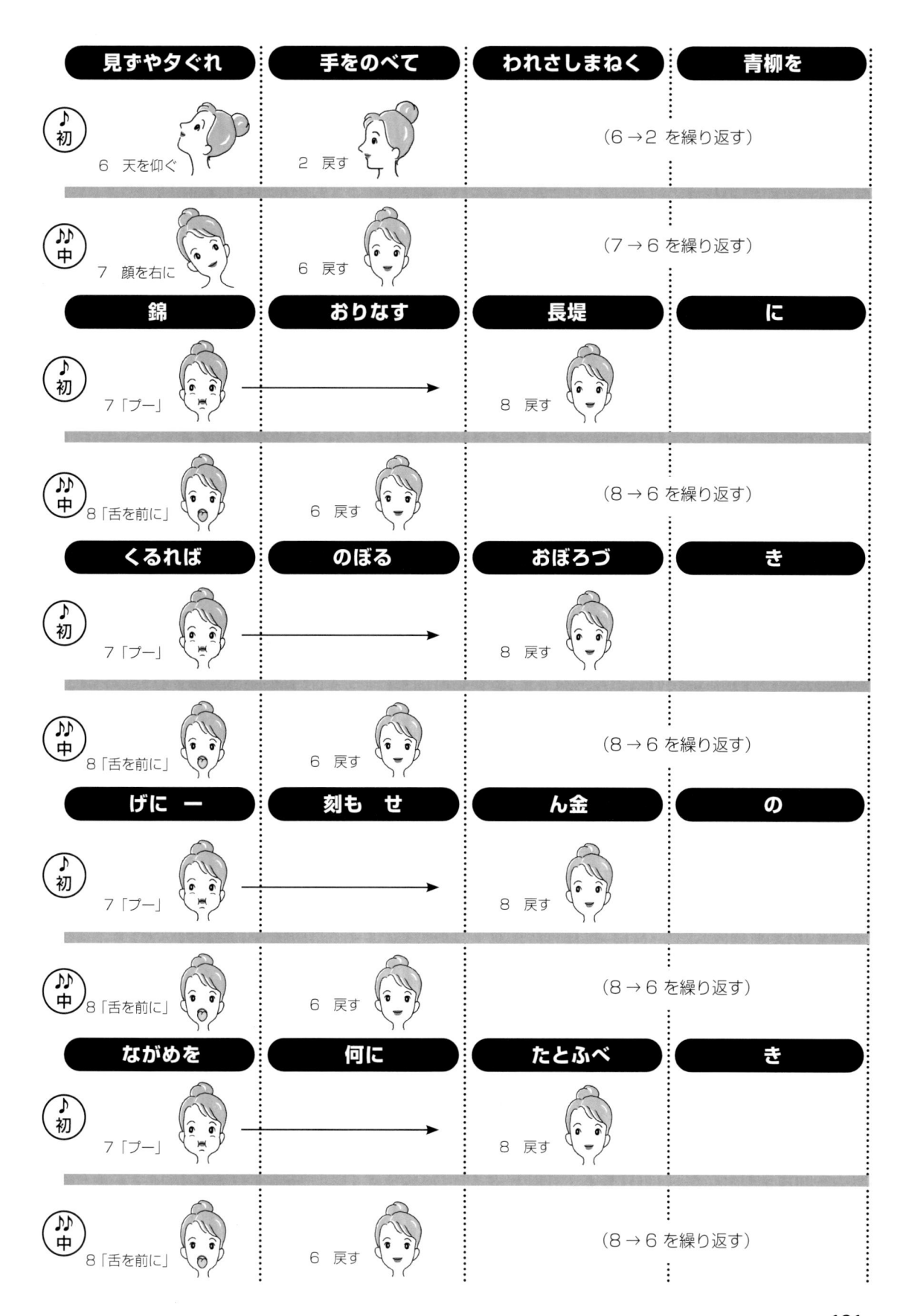

見ずや夕ぐれ	手をのべて	われさしまねく	青柳を
♪初 6 天を仰ぐ	2 戻す	(6→2を繰り返す)	
♪♪中 7 顔を右に	6 戻す	(7→6を繰り返す)	

錦	おりなす	長堤	に
♪初 7「プー」	→	8 戻す	
♪♪中 8「舌を前に」	6 戻す	(8→6を繰り返す)	

くるれば	のぼる	おぼろづ	き
♪初 7「プー」	→	8 戻す	
♪♪中 8「舌を前に」	6 戻す	(8→6を繰り返す)	

げに ー	刻も せ	ん金	の
♪初 7「プー」	→	8 戻す	
♪♪中 8「舌を前に」	6 戻す	(8→6を繰り返す)	

ながめを	何に	たとふべ	き
♪初 7「プー」	→	8 戻す	
♪♪中 8「舌を前に」	6 戻す	(8→6を繰り返す)	

「学生時代」体操の特徴

昭和39年ペギー葉山のアルバム「平岡精二作品集」の中の1曲です。母校、青山学院時代の生活を歌っています

●初級編

体操を行うことがほとんどない高齢者、車イスやベッド上で生活し体が硬くなっている高齢者などを対象に行う体操です。関節を少しだけ動かし体操に慣れていただく易しいプログラムで、自分で食事を取るとき必要な体の動きを経験します。

ポーズ	働く筋肉	効果
手を顔の高さまで上げる	上腕二頭筋・上腕筋・三角筋・大胸筋・広背筋など	スプーンや箸で食物を口まで運ぶときの動作を維持改善する
上・下を向く	胸鎖乳突筋・板状筋など	頚の筋肉をリラックスさせ食物を飲み込みやすくする
両頬を「プー」と膨らます	口輪筋・頬筋など	口や頬の筋肉をリラックスさせ食物をこぼすことなく取り込みができるようにする

●中級編

初級編より体を大きく動かすポーズで構成されています。体操を経験し体が少し柔らかくなってきた高齢者を対象にしています。

ポーズ	働く筋肉	効果
肘を顔の高さまで上げる	上腕二頭筋・上腕筋・三角筋・大胸筋・広背筋など	肩・肘関節を柔らかくし食事動作を円滑にする
左・右を向く	胸鎖乳突筋、板状筋など	頚の筋肉をリラックスさせ食物を飲み込みやすくする
舌を前に出す	舌根部・喉頭蓋など	咀嚼や発音の維持改善 誤嚥の予防

●上級編

摂食嚥下を行うときに関係する上半身、顔、頚などの筋肉を動かします。
多くのポーズを使います。体操に慣れた方に行ってください。

ポーズ	働く筋肉	効果
腕を上げ、手指で「グーパー」する	上腕二頭筋・上腕三頭筋・広背筋・三角筋・総指伸筋など	手指・肩・肘関節を柔らかくし食事動作を円滑にする
手で肩をたたく	三角筋・大胸筋・上腕二頭筋など	肩・肘関節を柔らかくし食事動作を円滑にする
顔を左右に傾ける 左・右を向く	胸鎖乳突筋・板状筋など	頚の筋肉をリラックスさせ食物を飲み込みやすくする
「アイウエ」と発音するように口を動かす	口輪筋・頬筋・側頭筋・外側翼突筋など	食物の取り込み、発音の維持改善
両頬を「プー」と膨らます	口輪筋・頬筋など	食物の取り込み、発音の維持改善
舌を前に出す	舌根部・喉頭蓋など	咀嚼や発音の維持改善 誤嚥の予防

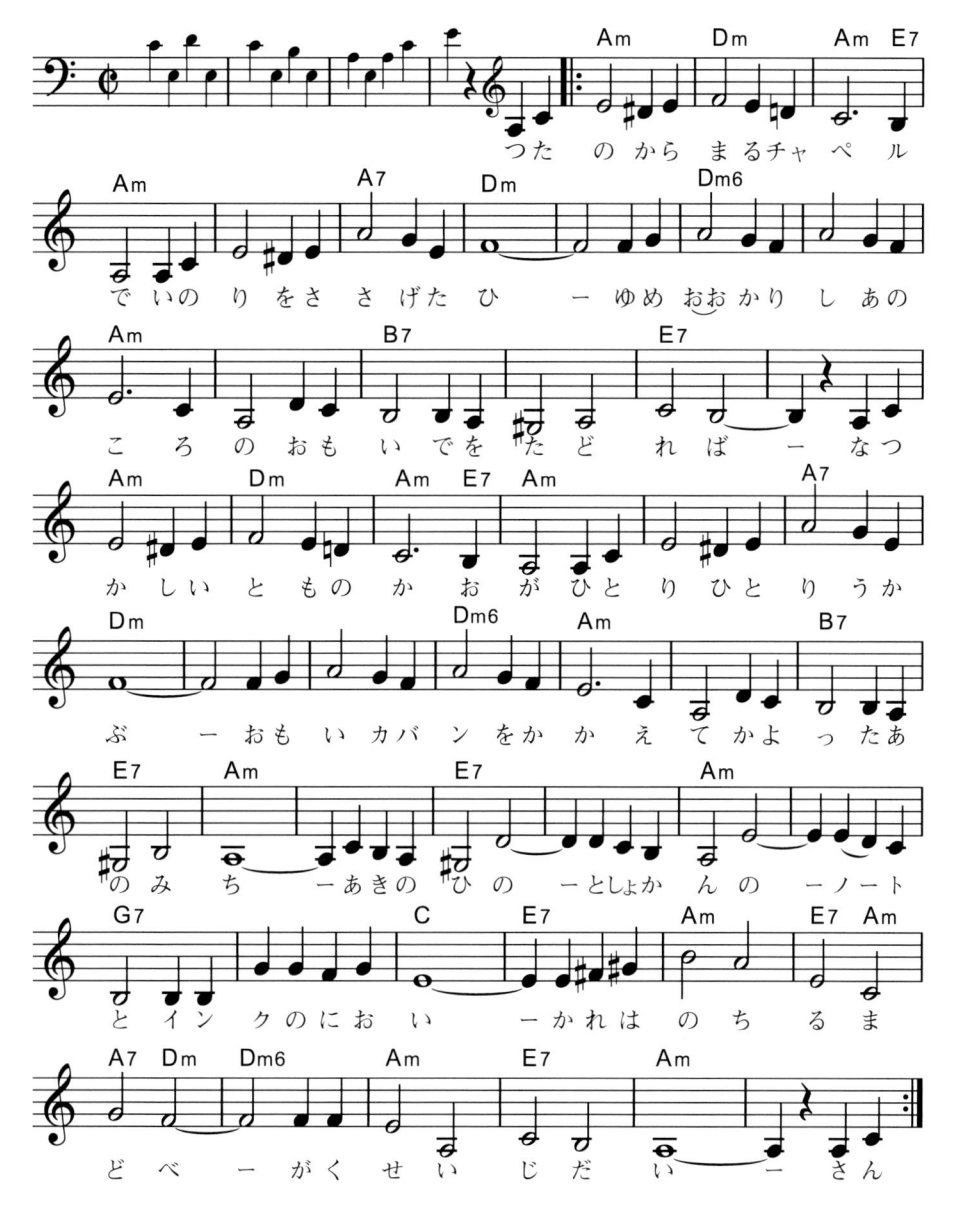

学生時代

作詞・作曲 平岡精二

1. つたの絡まるチャペルで
   祈りを捧げた日
   夢多かりし　あの頃の
   思い出をたどれば
   懐かしい友の顔が
   一人一人　うかぶ
   重いカバンを抱えて
   通ったあの道
   秋の日の図書館の
   ノートとインクの匂い
   枯葉の散る窓辺　学生時代

2. 讃美歌を歌いながら
   清い死を夢見た
   何の　よそおいもせずに
   口数も少なく
   胸の中に秘めていた
   恋への憧れは
   いつも　はかなく破れて
   一人書いた日記
   本棚に目をやれば
   あの頃読んだ小説
   過ぎし日よ　わたしの学生時代

3. ロウソクの灯に輝く
   十字架をみつめて
   白い指を組みながら
   うつむいていた友
   その美しい横顔
   姉のように慕い
   いつまでもかわらずに
   願った幸せ
   テニスコート　キャンプファイヤー
   懐かしい日々は帰らず
   すばらしいあの頃　学生時代

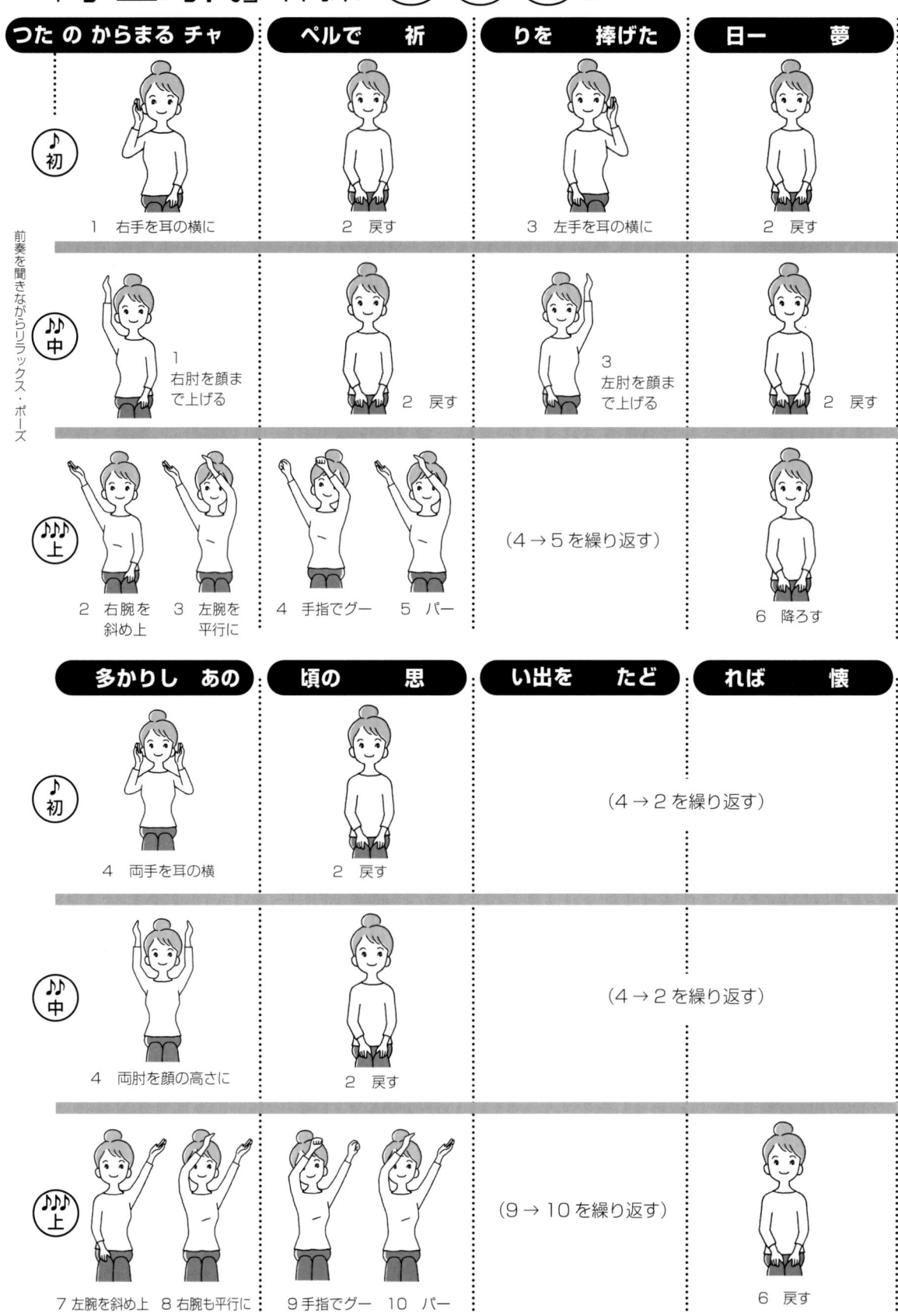

「学生時代」体操 ♪初級 ♪♪中級 ♪♪♪上級 編

前奏を聞きながらリラックス・ポーズ

	つた の からまる チャ	ペルで 祈	りを 捧げた	日ー 夢
♪初	1 右手を耳の横に	2 戻す	3 左手を耳の横に	2 戻す
♪♪中	1 右肘を顔まで上げる	2 戻す	3 左肘を顔まで上げる	2 戻す
♪♪♪上	2 右腕を斜め上　3 左腕を平行に	4 手指でグー　5 パー	(4→5を繰り返す)	6 降ろす

	多かりし あの	頃の 思	い出を たど	れば 懐
♪初	4 両手を耳の横	2 戻す	(4→2を繰り返す)	
♪♪中	4 両肘を顔の高さに	2 戻す	(4→2を繰り返す)	
♪♪♪上	7 左腕を斜め上　8 右腕も平行に	9 手指でグー　10 パー	(9→10を繰り返す)	6 戻す

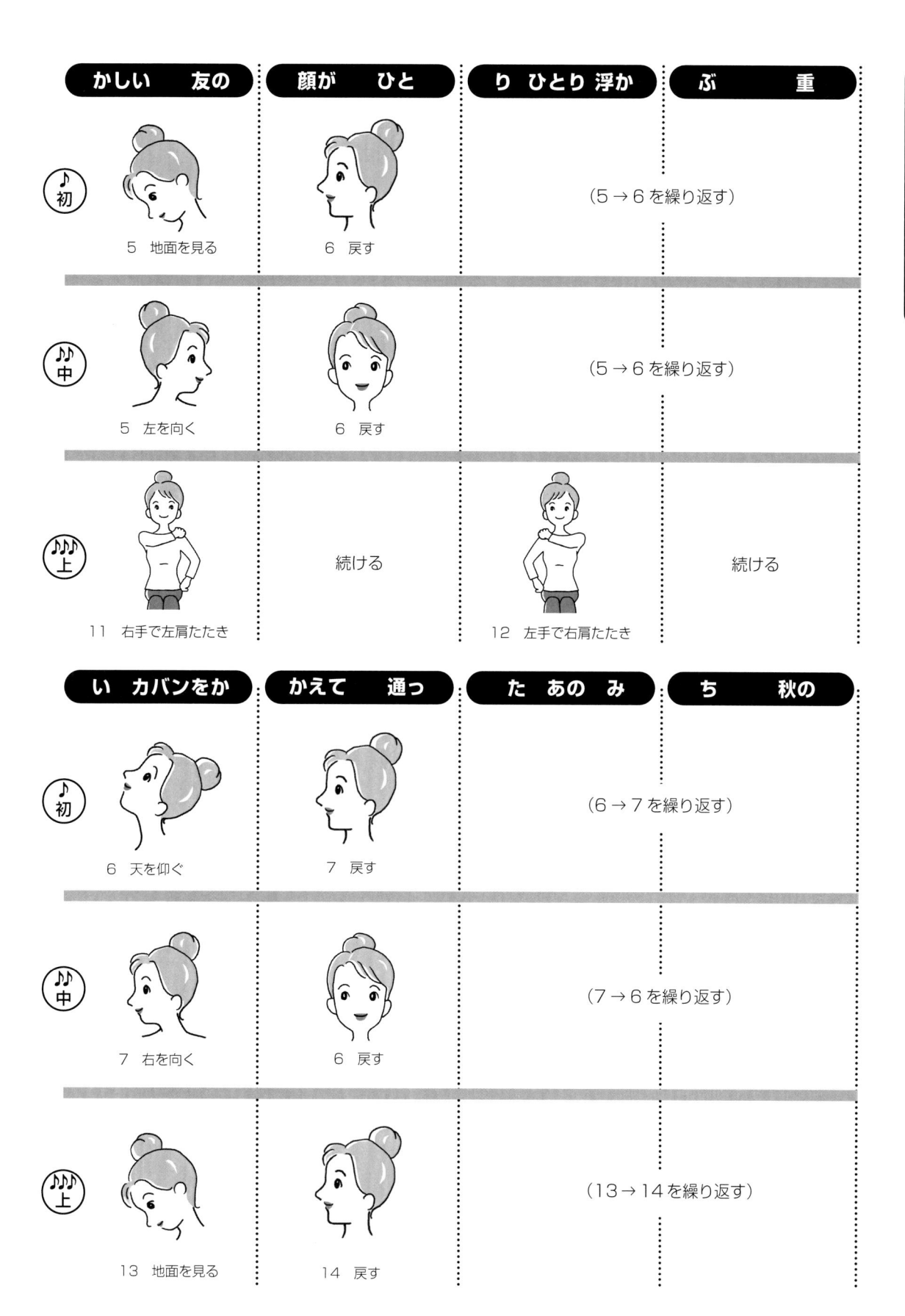

	かしい　友の	顔が　ひと	り　ひとり　浮か	ぶ　　　重
♪初	5　地面を見る	6　戻す	（5→6を繰り返す）	
♪♪中	5　左を向く	6　戻す	（5→6を繰り返す）	
♪♪♪上	11　右手で左肩たたき	続ける	12　左手で右肩たたき	続ける

	い　カバンをか	かえて　通っ	た　あのみ	ち　秋の
♪初	6　天を仰ぐ	7　戻す	（6→7を繰り返す）	
♪♪中	7　右を向く	6　戻す	（7→6を繰り返す）	
♪♪♪上	13　地面を見る	14　戻す	（13→14を繰り返す）	

Part 7　実用・口腔ケア体操

	日の　図書か	んの　ノート	と インクの匂	いー　枯葉
♪初	8「プー」	6 戻す	(8→6を繰り返す)	
♪♪中	8「舌を前に」	6 戻す	(8→6を繰り返す)	
♪♪♪上	15 首を左へ	14 戻す	16 首を右へ	14 戻す

	の散る　窓	辺　学	生 時 代	讃
♪初	(8→6を繰り返す)		(8→6を繰り返す)	
♪♪中	(8→6を繰り返す)		(8→6を繰り返す)	
♪♪♪上	17 左を向く	14 戻す	18 右を向く	14 戻す

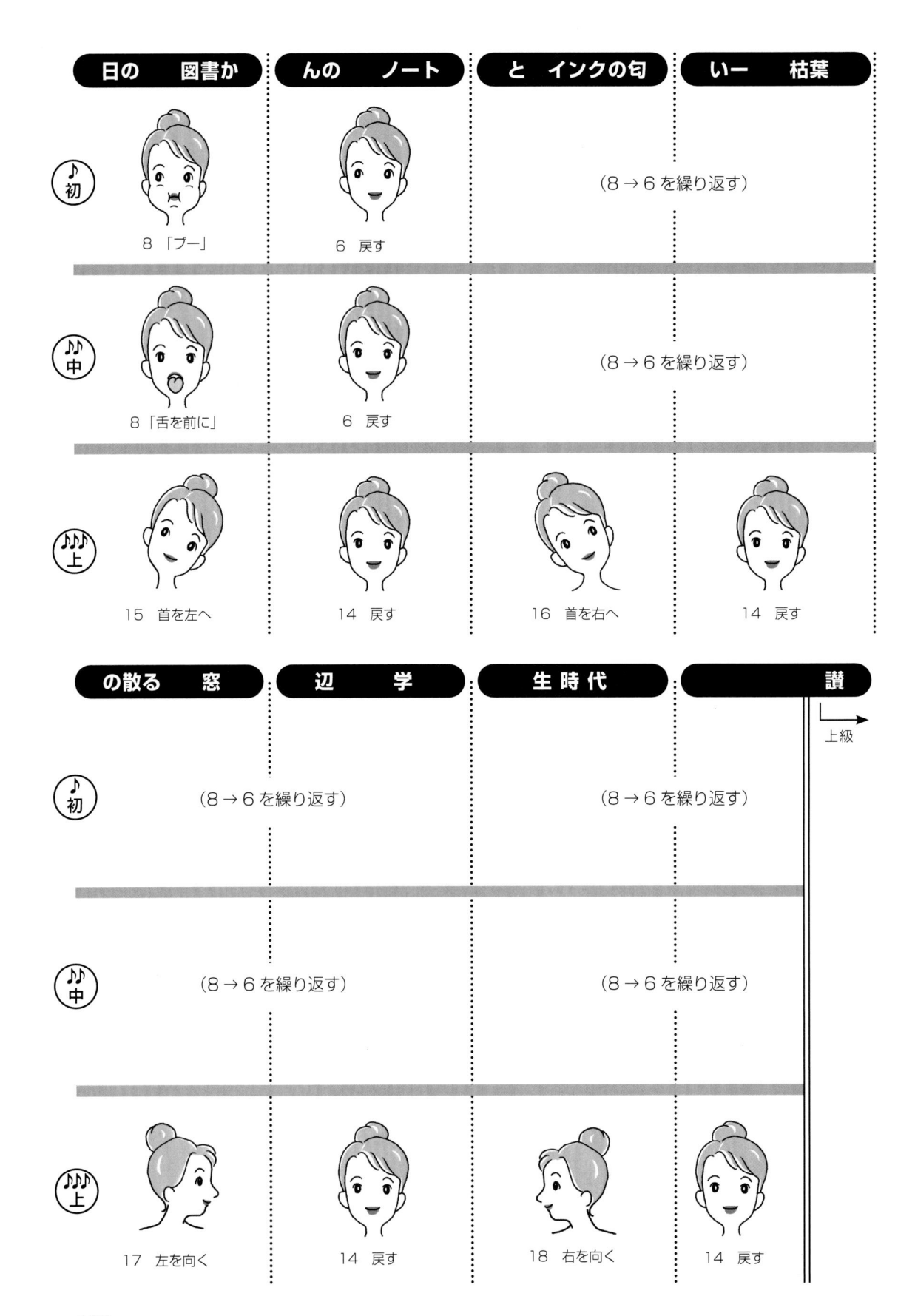

→ 上級

ここからは上級のみになります

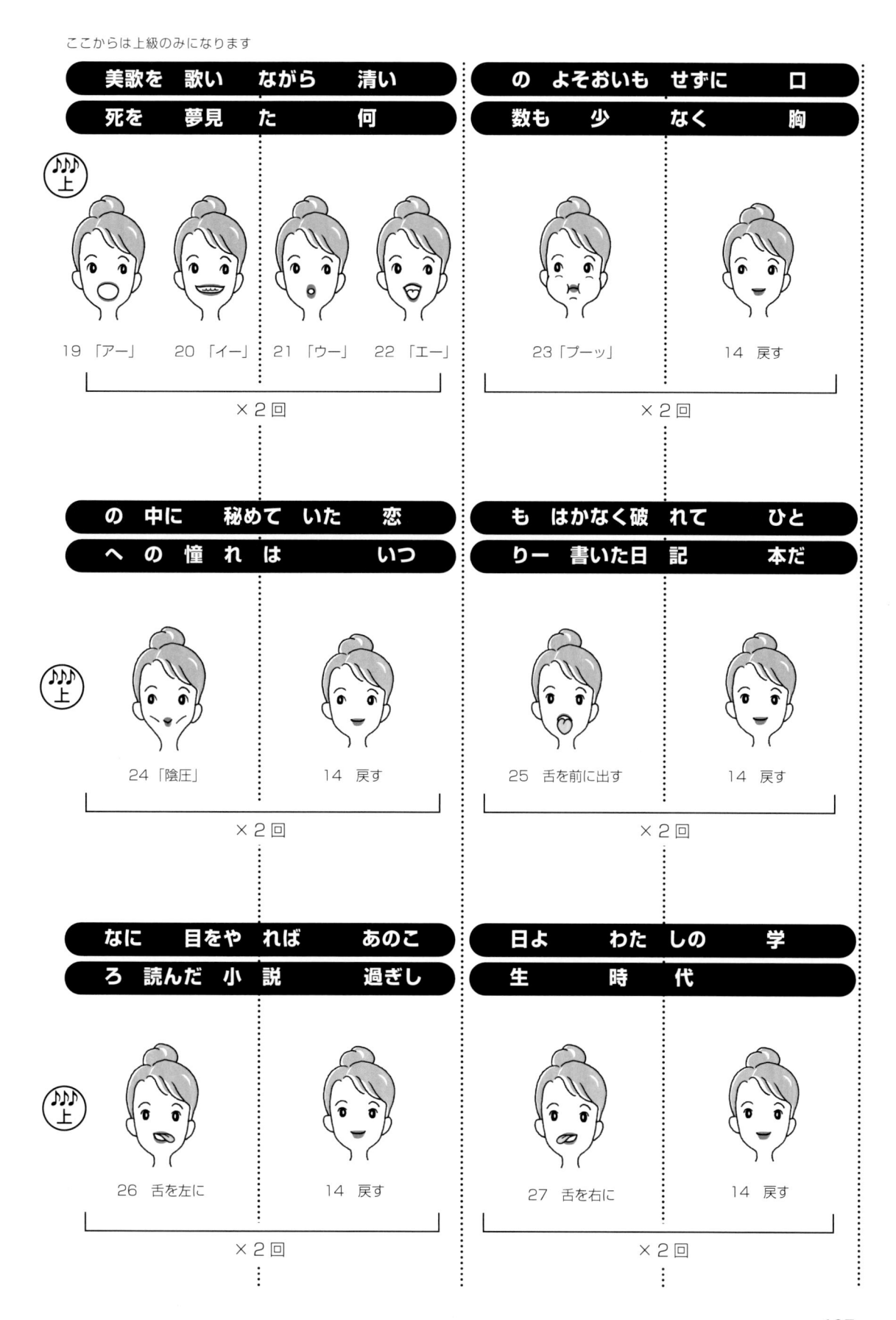

| 美歌を 歌い ながら 清い |
| 死を 夢見 た 何 |

♪♪上

19「アー」　20「イー」　21「ウー」　22「エー」

×2回

| の よそおいも せずに 口 |
| 数も 少 なく 胸 |

23「プーッ」　　　14 戻す

×2回

| の 中に 秘めて いた 恋 |
| への 憧 れ は いつ |

♪♪♪上

24「陰圧」　　　14 戻す

×2回

| も はかなく破 れて ひと |
| りー 書いた日 記 本だ |

25 舌を前に出す　　　14 戻す

×2回

| なに 目をや れば あのこ |
| ろ 読んだ 小 説 過ぎし |

♪♪♪上

26 舌を左に　　　14 戻す

×2回

| 日よ わた しの 学 |
| 生 時 代 |

27 舌を右に　　　14 戻す

×2回

「想い出の渚」体操の特徴

(グループサウンズとして人気の高かったザ・ワイルド・ワンズ昭和41年の代表曲)

●上級編

　摂食嚥下を行うときに関係する上半身、顔、頚などの筋肉を動かします。2番までのフルコーラスに多くのポーズが入っています。体操に慣れた方に行ってください。

ポーズ	働く筋肉	効果
手を前・上に伸ばす	上腕二頭筋・上腕三頭筋・大胸筋・三角筋など	手指・肩・肘関節を柔らかくし食事動作を円滑にする
下・左・右を向く	胸鎖乳突筋・板状筋など	頚の筋肉をリラックスさせ食物を飲み込みやすくする
両頬を「プー」と膨らます空気を吸うように口をすぼめて「陰圧」にする	口輪筋・頬筋など	食物をこぼさないで食べられるようになる 「パ行」の単語発音の明瞭化
腹式呼吸	横隔膜など	気道分泌物の排出促進 咳をするとき十分な吸気量を確保する リラクセーション効果
舌を前・左・右に出す	舌根部・喉頭蓋など	咀嚼や発音の維持改善 誤嚥の予防
「アイウエ」と発音するように口を動かす	口輪筋・頬筋・側頭筋・外側翼突筋など	食物の取り込み、発音の維持改善

想い出の渚

作詞 鳥塚繁樹
作曲 加瀬邦彦

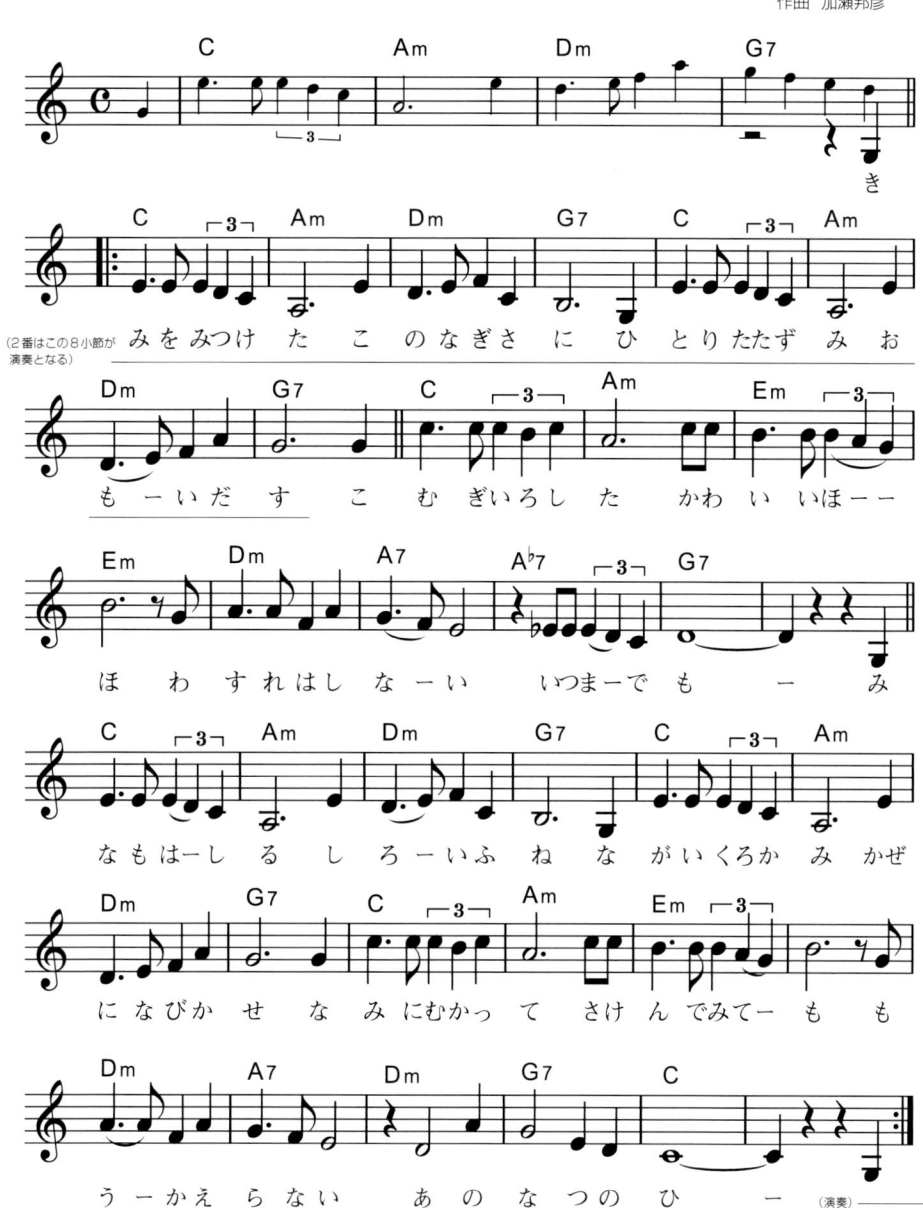

1. 君を見つけた　この渚に
　ひとりたたずみ　想い出す
　小麦色した　可愛いほほ
　忘れはしない　いつまでも
　水面（みなも）走る　白い船
　長い黒髪　風になびかせ
　波に向かって　叫んで見ても
　もう帰らない　あの夏の日

2. 演奏（8小節）
　長いまつげの　大きな瞳が
　僕を見つめて　うるんでた
　このまま二人で　空の果てまで
　飛んで行きたい　夜だった
　波に向かって　叫んで見ても
　もう帰らない　あの夏の日
　あの夏の日　あの夏の日

「想い出の渚」体操 🎵 上級編

前奏　4小節　　　　　　　　　　　　　　　　　　　　　　　　　　　　き

1　リラックスポーズ

みを見つけた　こ	の渚に　ひ	とりたたずみ　お	もい出す　小
2　両腕を前に	1　戻す	3　両腕を上に	1　戻す

麦色した　かわ	いいほほ　わ	すれはしない	いつまでも　み
4　首を前に	5　戻す	(4→5を繰り返す)	

なも　走る	白い船　な	がい黒髪　風	になびかせ　な
6　左を向く	5　戻す	7　右を向く	5　戻す

みに向かって　叫	んで見ても　も	う帰らない	あの夏の
8「ブーッ」　5　戻す	(8→5を繰り返す)	9「陰圧」キュー　5　戻す	(9→5を繰り返す)

日	（間奏8小節）		な

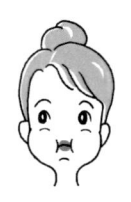

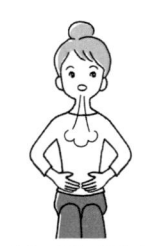

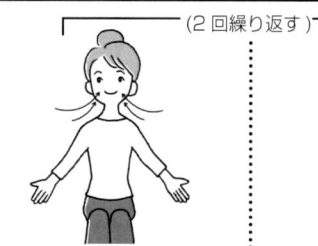

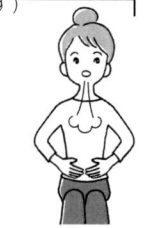

（2回繰り返す）

8「プーッ」	10　口から吐く	11　鼻から吸う	10　口から吐く

がいまつげの	大きな瞳が　ぼ	くを見つめて	うるんでた　この

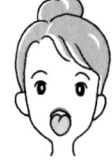

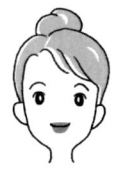

12　舌を前　5　戻す	(12→5を繰り返す)	(12→5を繰り返す)	(12→5を繰り返す)

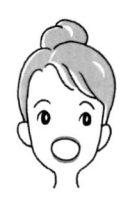

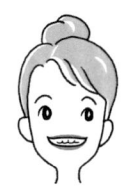

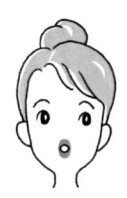

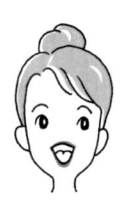

まま二人で	空の果てまで　飛	んで行きたい	夜だった　な

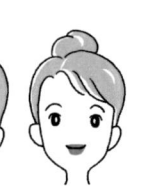

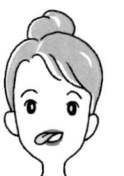

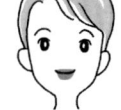

13　舌を左に　5　戻す	(13→5を繰り返す)	14　舌を右に　5　戻す	(14→5を繰り返す)

みに向かって　叫	んでみても　も	う帰らない	あの夏の

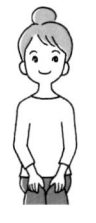

15「アー」	16「イー」	17「ウー」	18「エー」

日

5　リラックス

「亜麻色の髪の乙女」体操の特徴

(ザ・ヴィレッジ・シンガーズの代表曲(昭和43年)。平成14年にはシャンプーのCMソングとしてカバーされヒットしました)

●上級編

摂摂食嚥下を行うときに関係する上半身、顔、頚などの筋肉を動かします。2番までのフルコーラスに多くのポーズが入っています。体操に慣れた参加者に行ってください。

ポーズ	働く筋肉	効果
上・下・左・右を向く	胸鎖乳突筋・板状筋など	頚の筋肉をリラックスさせ食物を飲み込みやすくする
両頬を「プー」と膨らます 空気を吸うように口をすぼめて「陰圧」にする	口輪筋・頬筋など	食物をこぼさないで食べられるようになる 「パ行」の単語発音の明瞭化
かかとを上げる つま先を上げる	腓腹筋・ヒラメ筋 長母趾伸筋など	転倒の予防
舌を前・左・右に出す	舌根部・喉頭蓋など	咀嚼や発音の維持改善 誤嚥の予防

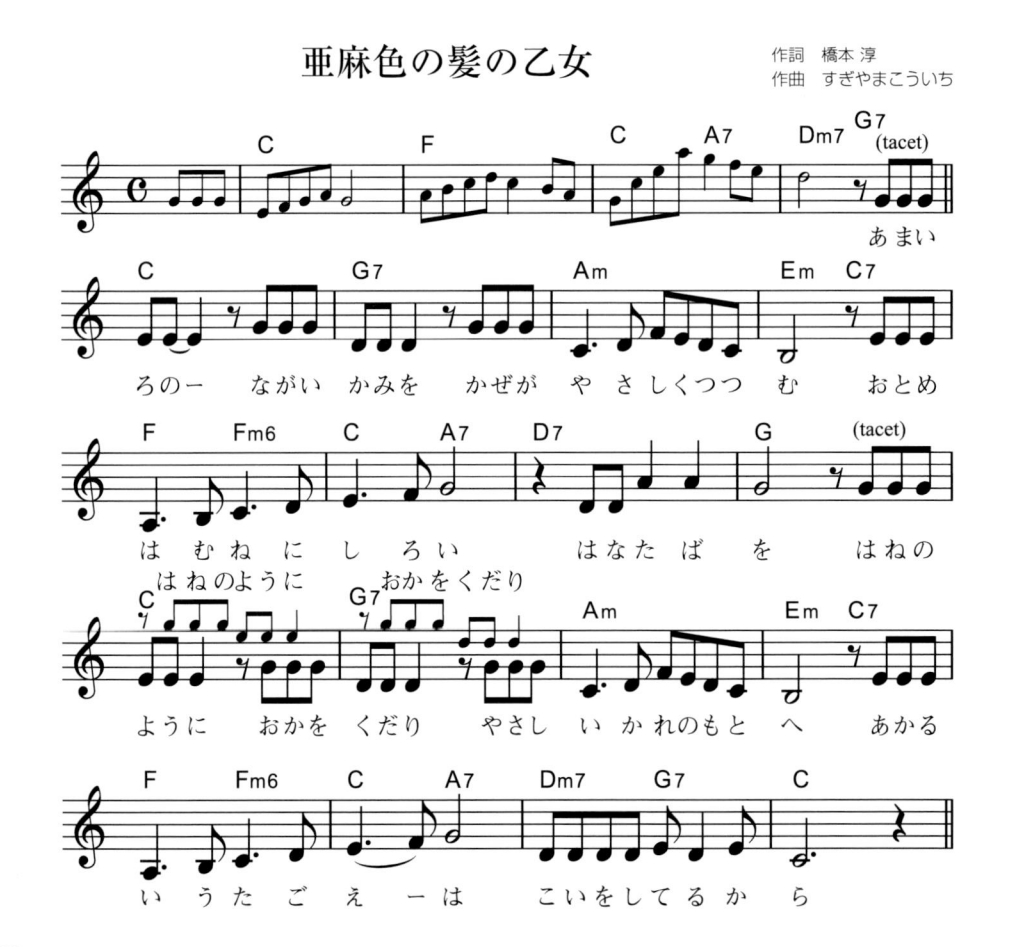

亜麻色の髪の乙女

作詞　橋本 淳
作曲　すぎやまこういち

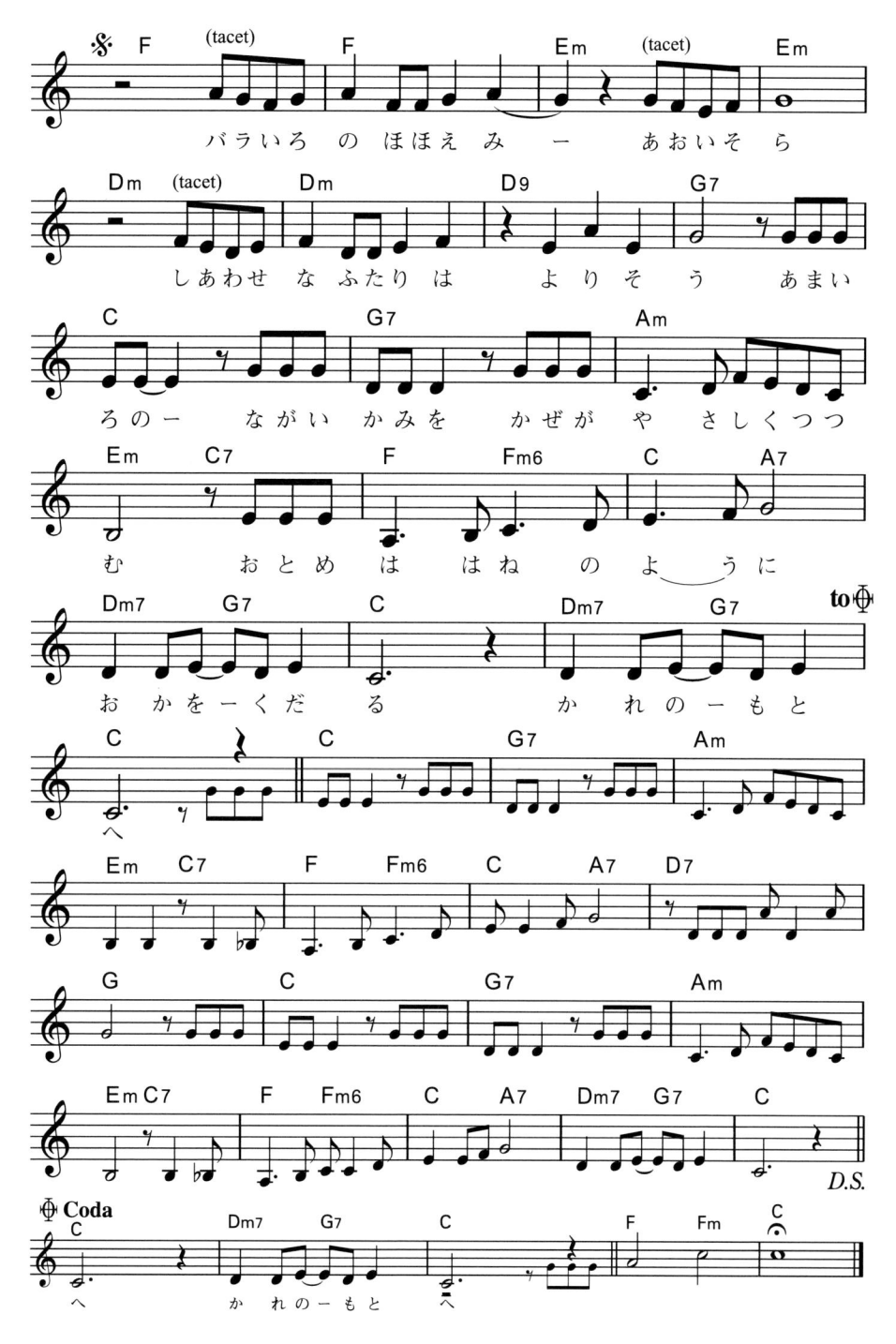

亜麻色の　長い髪を　　　バラ色のほほえみ　青い空
風が　やさしくつつむ　　幸せな二人は　よりそう
乙女は胸に　白い花束を

　　　　　　　　　　　　亜麻色の　長い髪を
羽根のように　丘をくだり　風が　やさしくつつむ
やさしい　彼のもとへ　　乙女は　羽根のように
明るい歌声は　恋をしてるから　丘をくだる　彼のもとへ　彼のもとへ

「亜麻色の髪の乙女」体操 上級編

前奏（4小節）
1　リラックス

亜麻いろの長い髪を風が
2　地面を見る

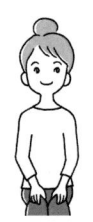

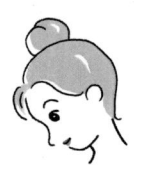

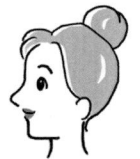

優しくつつむ　乙女
3　戻す

は　胸に　白い
4　天を仰ぐ

花束を　羽根の
3　戻す

ように　丘をくだり　優し
5　左を向く

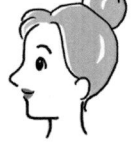

い　彼のもとへ　明る
3　戻す

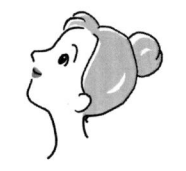

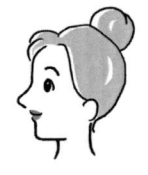

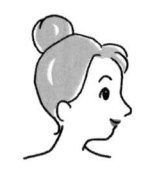

い歌声は
6　右を向く

恋をしてるから　バラ色
3　戻す

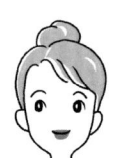

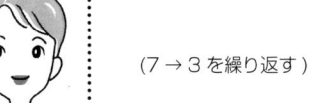

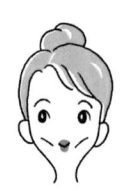

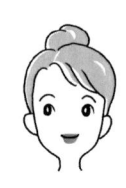

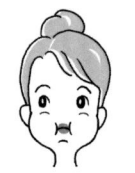

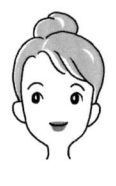

のほほえみ　青いそ
7　「プーッ」　3　戻す

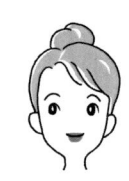

らー　幸せ
（7→3を繰り返す）

な二人は　寄り添
（7→3を繰り返す）

う　亜麻い
休み

ろの長い髪を風が
8　「陰圧」　3　戻す

優しくつつむ　乙女
（8→3を繰り返す）

は　羽根のように
（8→3を繰り返す）

丘をくだる
7　「プーッ」　3　戻す

彼のもとへ
（7→3を繰り返す）

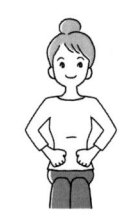

間奏（16小節）　1　2
9　ひざと足をたたく
間奏の前半8小節間ずっと

3 4	5 6	7 8	後半(8小節) 1 2
(ひざと足をたたく)	(ひざと足をたたく)	(ひざと足をたたく)	10 かかとを上げる　11 下ろす （これを2回繰り返す）

3 4	1 2	3 4	2拍休み　バラ色
(10→11を2回繰り返す)	12 爪先を上げる　11 下ろす （これを2回繰り返す）	(12→11を2回繰り返す)	1　リラックス

のほほえみ 青いそ	ら　　幸せ	な二人は　寄り添	う 亜麻色の長い
13 舌を前　3 戻す	(13→3を繰り返す)	14 舌を左に　3 戻す	(14→3を繰り返す)

髪を 風が 優しく包	む 乙女は 羽根の	ように 丘をくだ	る　彼のもと
15 舌を右に　3 戻す	(15→3を繰り返す)	13 舌を前　3 戻す	(13→3を繰り返す)

へ　彼のもと	へ		
(13→3を繰り返す)	(13→3を繰り返す)		

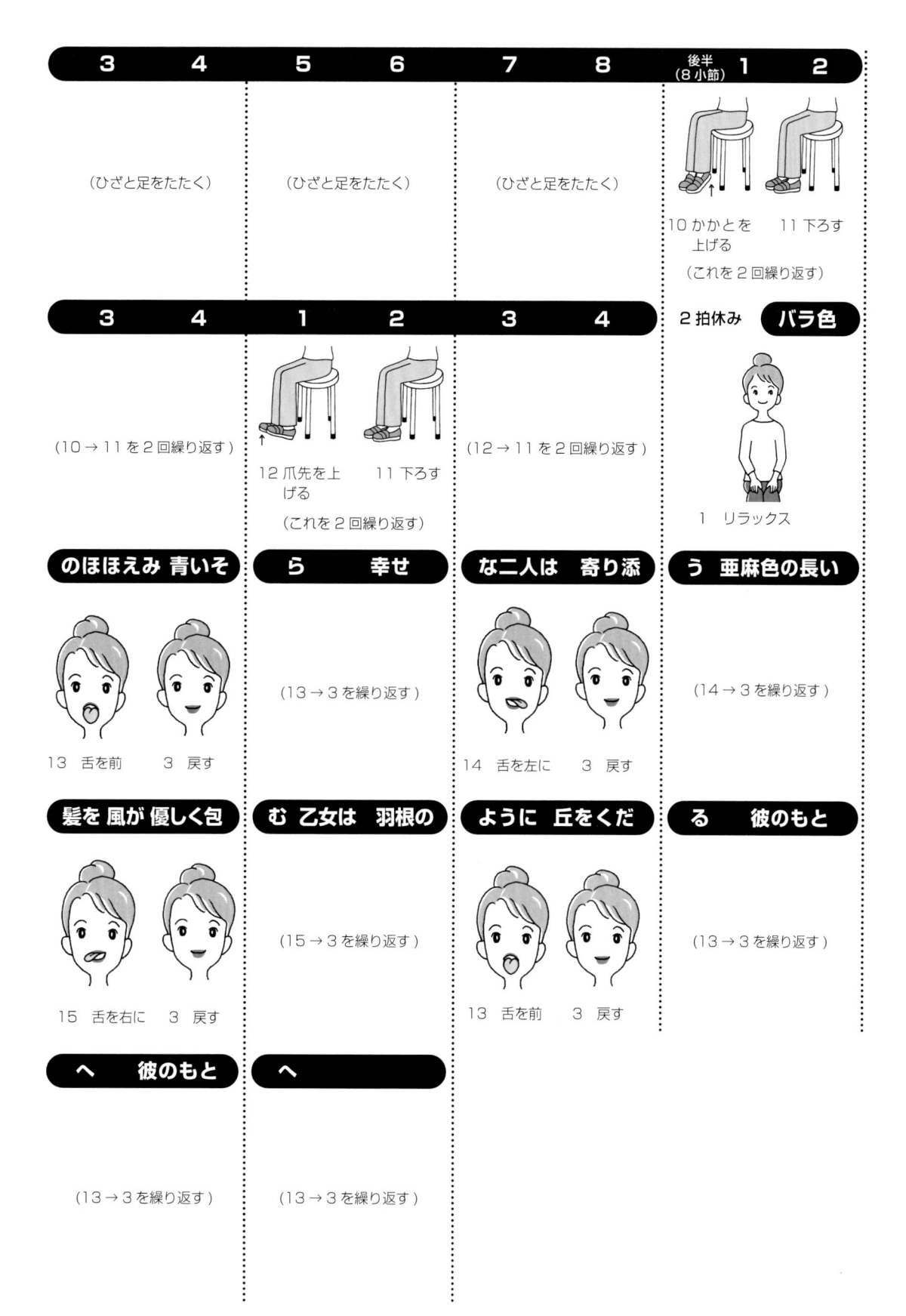

Part 7　実用・口腔ケア体操

「旅の夜風」体操の特徴

(「旅の夜風」は戦前発表された映画「愛染かつら」の主題歌です。霧島昇が歌い大ヒットしました)

●初級編

体操を行うことがほとんどない高齢者、車イスやベッド上で生活し体が硬くなっている高齢者などを対象に行う体操です。関節を少しだけ動かし体操に慣れていただく易しいプログラムで、自分で食事を取るとき必要な体の動きを経験します。

ポーズ	働く筋肉	効果
手を顔の高さまで上げる	上腕二頭筋・上腕筋・三角筋・大胸筋・広背筋など	スプーンや箸で食物を口まで運ぶときの動作を維持改善する
下・左・右を向く	胸鎖乳突筋・板状筋など	頚の筋肉をリラックスさせ食物を飲み込みやすくする

●中級編

初級編より体を大きく動かすポーズで構成されています。体操を経験して体が少し柔らかくなってきた高齢者を対象にしています。

ポーズ	働く筋肉	効果
両頬を「プー」と膨らます 空気を吸うように口をすぼめて「陰圧」にする	口輪筋・頬筋など	食物をこぼさないで食べられるようになる 「パ行」の単語発音の明瞭化
舌を前・左・右に出す	舌根部・喉頭蓋など	咀嚼や発音の維持改善 誤嚥の予防

●上級編

摂食嚥下を行うときに関係する上半身、顔、頚などの筋肉を動かします。多くのポーズを使います。体操に慣れた方に行ってください。

ポーズ	働く筋肉	効果
腹式呼吸	横隔膜など	気道分泌物の排出促進 咳をするとき十分な吸気量を確保する リラクセーション効果
両腕を上げ「パー」のポーズをする	上腕二頭筋・上腕三頭筋・広背筋・三角筋・総指伸筋など	手指・肩・肘関節を柔らかくし食事動作を円滑にする
両頬を「プー」と膨らます 空気を吸うように口をすぼめて「陰圧」にする	口輪筋・頬筋など	食物をこぼさないで食べられるようになる 「パ行」の単語発音の明瞭化
舌を前・上・左・右に出す	舌根部・喉頭蓋など	咀嚼や発音の維持改善 誤嚥の予防
「アイウエ」と発音するように口を動かす	口輪筋・頬筋・側頭筋・外側翼突筋など	食物の取り込み、発音の維持改善
下・左・右を向く	胸鎖乳突筋・板状筋など	頚の筋肉をリラックスさせ食物を飲み込みやすくする

旅の夜風

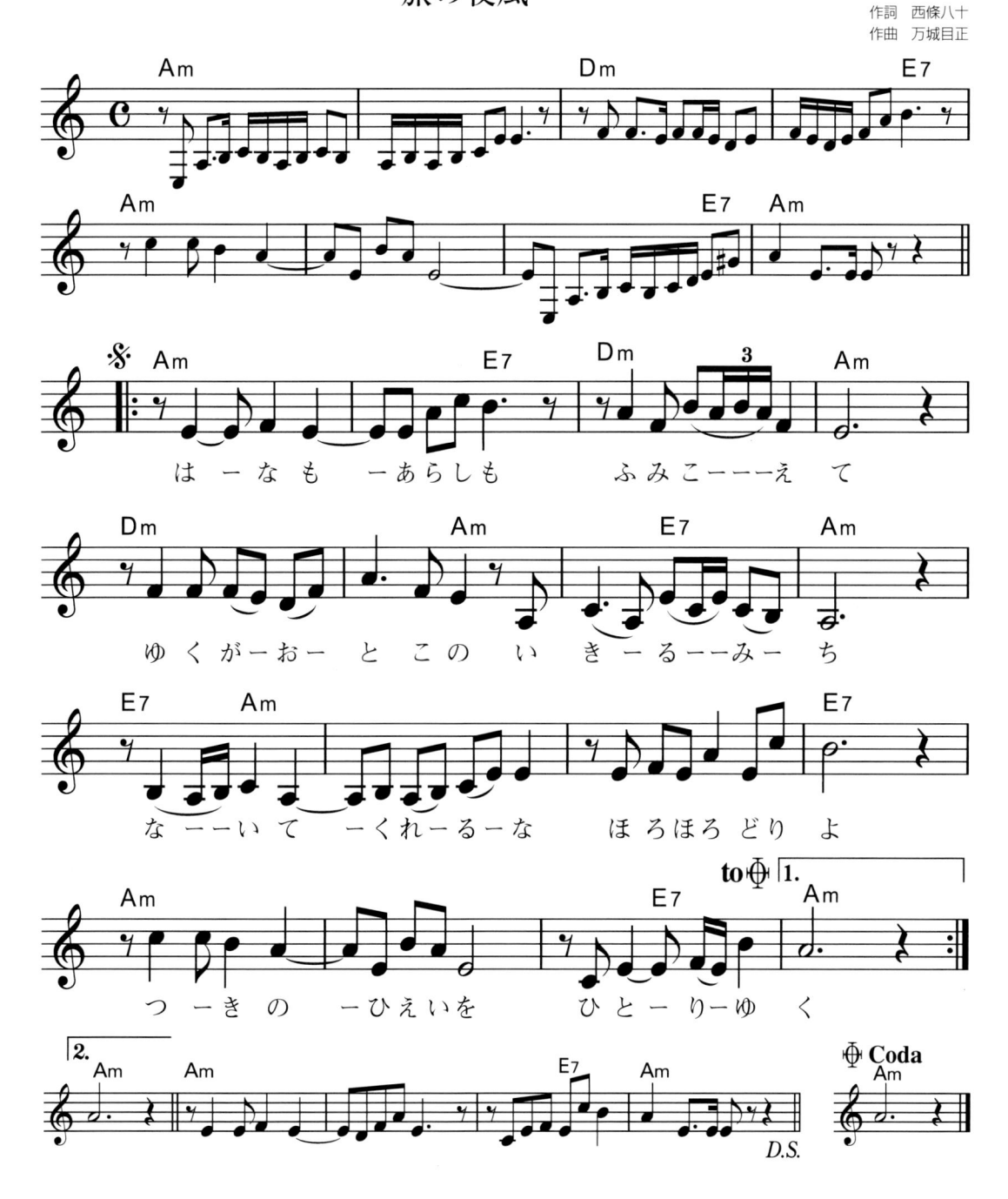

作詞　西條八十
作曲　万城目正

（歌詞）
はーなもーあらしも　ふみこーーえて
ゆくがーおーとこの　いきーるーみーち
なーーいてーくれーるーな　ほろほろどりよ
つーきのーひえいを　ひとーりーゆく

1.
花も嵐も　踏み越えて
行くが男の　生きる道
泣いてくれるな　ほろほろ鳥よ
月の比叡を　一人行く

2.
優しかの君　ただ独り
発(た)たせまつりし　旅の空
可愛い子供は　女の生命(いのち)
なぜに淋しい　子守唄

3.
愛の山河　雲幾重(いくえ)
心ごころを　隔てても
待てば来る来る　愛染かつら
やがて芽をふく　春が来る

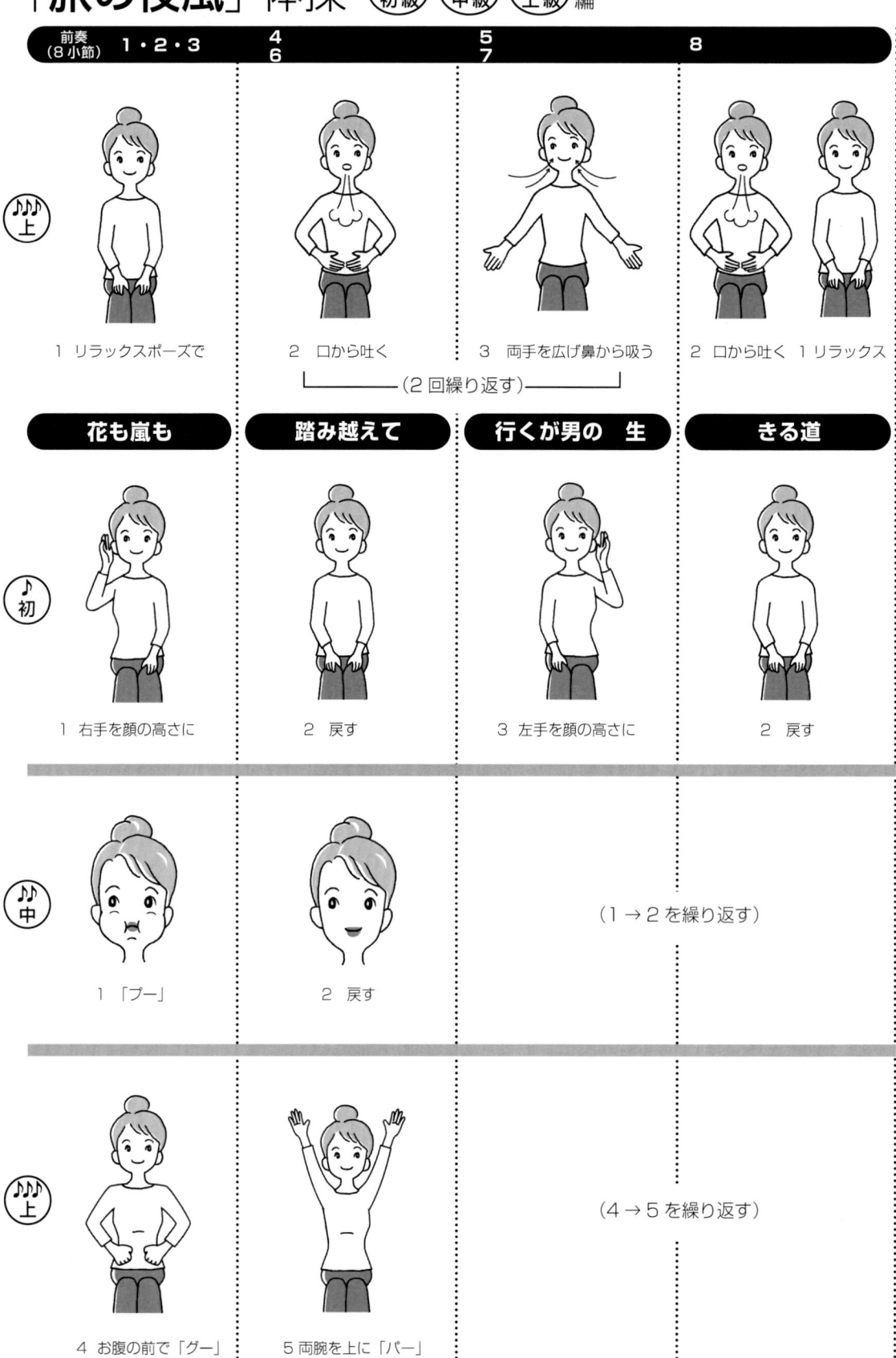

「旅の夜風」体操 ♪初級 ♪♪中級 ♪♪♪上級 編

	前奏(8小節) 1・2・3	4 6	5 7	8

♪♪♪ 上
1 リラックスポーズで　　2 口から吐く　　3 両手を広げ鼻から吸う　　2 口から吐く　1 リラックス
（2回繰り返す）

花も嵐も	踏み越えて	行くが男の　生	きる道

♪ 初
1 右手を顔の高さに　　2 戻す　　3 左手を顔の高さに　　2 戻す

♪♪ 中
1 「プー」　　2 戻す　　（1→2を繰り返す）

♪♪♪ 上
4 お腹の前で「グー」　　5 両腕を上に「パー」　　（4→5を繰り返す）

138

Part 7 実用・口腔ケア体操

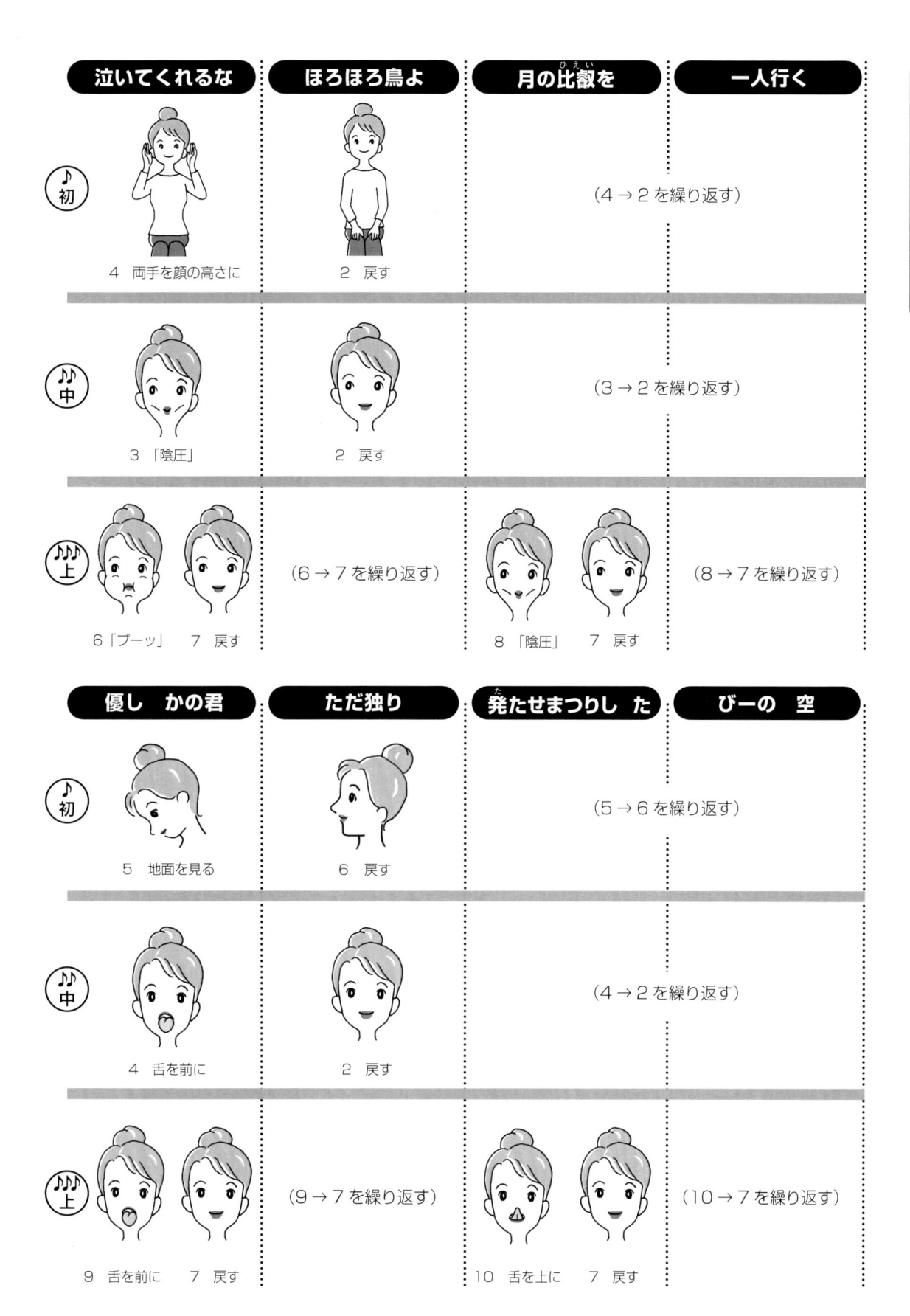

	泣いてくれるな	ほろほろ鳥よ	月の比叡を	一人行く
♪初	4 両手を顔の高さに	2 戻す	(4→2を繰り返す)	
♪♪中	3 「陰圧」	2 戻す	(3→2を繰り返す)	
♪♪♪上	6 「プーッ」　7 戻す	(6→7を繰り返す)	8 「陰圧」　7 戻す	(8→7を繰り返す)

	優し かの君	ただ独り	発たせまつりし た	びーの 空
♪初	5 地面を見る	6 戻す	(5→6を繰り返す)	
♪♪中	4 舌を前に	2 戻す	(4→2を繰り返す)	
♪♪♪上	9 舌を前に　7 戻す	(9→7を繰り返す)	10 舌を上に　7 戻す	(10→7を繰り返す)

	可愛い子供は	女の生命(いのち)	なぜに 淋しい	子守唄
♪初	7 左を向く	6 戻す	8 右を向く	6 戻す
♪♪中	5 舌を左に	2 戻す	6 舌を右に	2 戻す
♪♪♪上	11 舌を左に　7 戻す	（11→7を繰り返す）	12 舌を右に　7 戻す	（12→7を繰り返す）（リラックス・ポーズ）3番の歌詞の前に間奏4小節

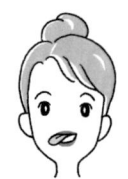

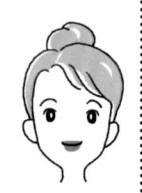

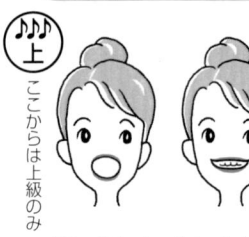

	愛の山河(やまかわ)	雲 幾重(いくえ)	心ごころを へ	だてても
♪♪♪上（ここからは上級のみ）	13「アー」　14「イー」	15「ウー」　16「エー」	（13→16を繰り返す）	

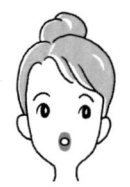

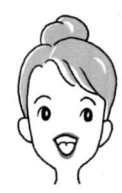

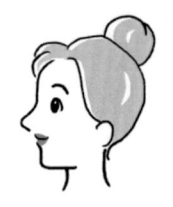

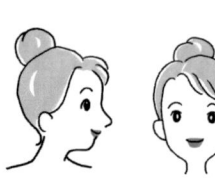

	待てば来る来る	愛染かつら	やがて芽をふく	春が来る
♪♪♪上	17 地面を見る	7 戻す	18 左を向く　7 戻す	19 右を向く　7 戻す

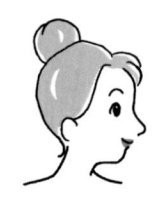

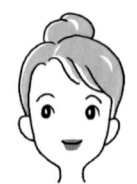

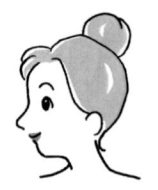

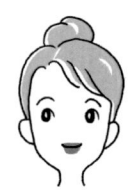

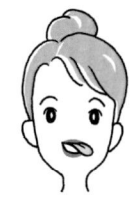

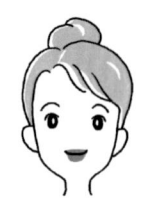

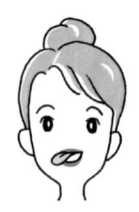

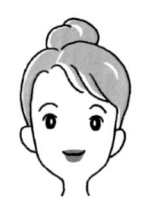

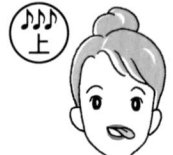

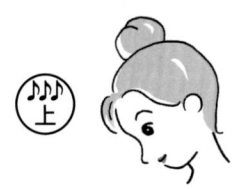

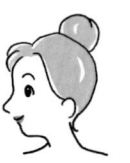

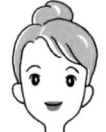

【付録】

音楽療法の前後に行う「評価」
代表的な方法

　歌うこと、そして音楽を通じて口を活用することが、いかに口腔機能および全身の機能の変化に影響を及ぼすか、その効果を判定するために、次の6種類の評価方法を対象に応じて実施しています。
　その使用法をご紹介します。

〔1〕音楽療法の開始・終了時に用いる口腔機能評価表
〔2〕唾液の湿潤度を測定する評価
〔3〕口臭を測定する評価
〔4〕口唇の動きを測定する評価
〔5〕リコーダー演奏を応用した口腔機能評価
〔6〕発音の明瞭度・スピードなどの評価

1　音楽療法の開始・終了時に用いる口腔機能評価表

「口腔機能の向上マニュアル」（厚生労働省老健局老人保健課の研究班作製）に掲載の次の3種類
・「利用開始時・終了における把握・口腔機能スクリーニング」
・「解決すべき課題の把握・口腔機能アセスメント」
・「口腔機能向上サービス・居宅療養管理指導のモニタリング」

　これらに、地域支援事業で使用される**「基本チェックリスト」**を加えたものを原本とし、その中から音楽療法の効果判定として利用可能な項目、音楽療法士が判定可能な項目を抜粋して作製したものが右の表です。

　上記に挙げた各種評価法は、現在、介護保険事業を担当する多職種が共通して使っています。したがって、音楽療法士がこれを音楽療法の開始・終了時に口腔機能評価表として使うことで、**他職種との情報伝達**に役立つでしょう。
　質問項目は一見して音楽療法と離れた内容もあるように感じられます。しかし質問の裏に隠された重要な意味を考えると、**摂食嚥下障害、発音障害と音楽療法は、密接な関係がある**ことに気づくでしょう。これらを質問することで、音楽療法の対象者である高齢者の病気や障害の程度、精神状態を確認できます。

　音楽療法士が評価できる範囲で、すべての項目の質問をしなくても、一部だけを使用してもかまいません。原則として質問は対象者本人にしますが、聞き取りが困難な場合は家族など情況を把握している人から聞いてください。

音楽療法開始・終了時における口腔機能評価表

記入者　　　　　　　　　　　　　　実施年月日：　年　月　日

氏　名	（ふりがな）	男・女	病名・障害名
	明・大・昭　　年　　月　　日生		

口の中の状態や訴えに関する対象者および家族の希望

		質問事項	評価項目	本書の参照ページ	前	後
基本チェックリスト	1	半年前に比べて固いものが食べにくくなりましたか	1. はい　　　　2. いいえ	P49・52		
	2	お茶や汁物などでむせることがありますか	1. はい　　　　2. いいえ	P68・80		
	3	口の渇きが気になりますか	1. はい　　　　2. いいえ	P52・68・72		
食を通じたQOL	4	食事が楽しみですか	1. とても楽しみ　2. 楽しみ　3. ふつう 4. 楽しくない　5. 全く楽しくない	P74・76		
	5	食事をおいしく食べていますか	1. とてもおいしい　2. おいしい　3. ふつう 4. あまりおいしくない　5. おいしくない	P74・76		
	6	しっかりと食事が摂れていますか	1. よく摂れている　2. 摂れている　3. ふつう 4. あまり摂れていない　5. 摂れていない	P74・76		
	7	お口の健康状態はどうですか	1. よい　2. まあよい　3. ふつう 4. あまりよくない　5. よくない	P74・76		
食事・衛生など	8	食事への意欲はありますか	1. ある　　2. あまりない　　3. ない	P74・76		
	9	食事中や食後のむせ	1. ある　　2. あまりない　　3. ない	P68・80		
	10	食事中の食べこぼし	1. こぼさない　2. 多少はこぼす　3. 多量にこぼす	P18		
	11	食事中や食後のタン(痰)のからみ	1. ない　　2. ときどきある　　3. いつもからむ	P68		
	12	食事の量(残食量)	1. ない　　2. 少量(1/2未満) 3. 多量(1/2以上)	P74		
	13	口臭	1. ない　　2. 弱い　　3. 強い	P42・43・50		
	14	舌、歯、入れ歯などの汚れ	1. ある　　2. 多少ある　　3. ない	P42・43・46		
口腔の機能	15	オーラル ディアドコキネシス *10秒間にパ・タ・カを言える回数をそれぞれ測定し、1秒間当りに換算	パ(　)回/秒 タ(　)回/秒 カ(　)回/秒	P82・92・97		
	16	頬の膨らまし(カラぶくぶくうがい)	1. 左右十分可能　2. やや十分　3. 不十分	P82・18		
その他	17	音楽療法で好ましい変化が認められたもの	1. 食欲　2. 会話　3. 笑顔 4. その他(　　　　　　)	P74・76		
	18	生活意識の変化	1. 前進　2. 変化なし　3. 後退 (　　　　　　)	P74・76		
	19	音楽療法の満足度	1. 満足　2. やや満足　3. どちらでもない 4. やや満足　5. 不満	P74・76		

厚生労働省老健局老人保健課：「口腔機能の向上マニュアル」より抜粋作成

（評価項目の内容説明）

【基本チェックリスト】

1 「半年前に比べて固いものが食べにくくなった」という場合

　食物を噛み砕く働きが低下してきた可能性があります。唾液と食物を混ぜてドロドロの食塊（しょっかい）に出来なければスムースに飲み込むことができず、誤嚥する可能性があります。⇒本書 p.49、52 参照

2 「お茶や汁物などでむせることがある」という場合

　液体のものでむせるということは、咽頭部の機能低下が疑われます。口唇、頰、舌のマヒや機能低下が隠れている可能性もあります。リハビリとして音楽療法を行うことが必要です。⇒本文 p.68、80 参照

3 「口の渇きが気になる」という場合

　唾液の分泌が低下している可能性があります。食物を噛み砕き飲み込む働きが十分にできず、誤嚥する場合が出てきます。また唾液による自浄作用が低下するため、口腔内の細菌数が増加し肺炎になるリスクが高くなります。

　音楽療法で歌う、体操する、楽しく活動しリラックスすることは唾液の分泌を促す働きがあります。⇒本文 p.52、68、72 参照

【QOL】

　この QOL とは高齢者の「食を通じた QOL」の評価です。食事は、栄養状態の向上、運動器の機能向上につながるすべての出発点と言えます。口腔機能がしっかりしていればこそ、おいしく楽しく口から食べることができるのです。健康な体を維持すること、健康感を向上させ、ADL、QOL を向上させる元は、口腔機能から始まるのだと気付いてもらうことにもなります。

4〜7の質問は、高齢者の口腔状態の健康感・満足感を調べるものです。

4（食事が楽しみですか）⇒本文 p.74、76 参照

5（食事をおいしく食べていますか）⇒本文 p.74、76 参照

6（しっかりと食事は摂れていますか）⇒本文 p.74、76 参照

7（お口の健康状態はどうですか） ⇒本文 p.74、76 参照

1	よい	口や歯は調子良く、苦痛や不自由は感じない　さわやか
2	まあよい	口や歯はどちらかといえば調子良く、苦痛や不自由はほとんど感じない
3	ふつう	どちらともいえない 時折不自由を感じるが、調子良いときもある
4	あまりよくない	口や歯の調子はあまり良くない 口や歯のことでしばしば苦痛や不自由を感じる 口や歯のことでいつも弱い苦痛や不自由を感じている
5	よくない	口や歯は調子が良くない 口や歯のことでいつも苦痛や不自由を感じている 口や歯のことでいつもひどい苦痛や不自由を感じている いつも口の中に不快感がある

【食事・衛生など】

8 「食事への意欲がない」という場合

口の機能やマヒなどがある場合、楽しく食事ができないでしょう。

食事をしたいと思うかどうかは、誰と・どこで・どのような環境で食べているのか、しっかり噛み砕くことができるかなど多くの要因が影響しています。⇒本文 p.74、76 参照

1	ある	食事を積極的にしている
2	あまりない	周囲の声かけが必要
3	ない	食事に興味を示さない

9 「食事中や食後のむせ」があるという場合

むせることは摂食嚥下障害の可能性があります。とくにお茶や味噌汁などのサラサラした水分は飲み込みにくく誤嚥の可能性が高いのです。口唇・舌・頬がマヒしている可能性があります。音楽療法を行うことは発音・嚥下機能の改善につながります。⇒本文 p.68、80 参照

1	ある	むせにより食事が中断することが多い
2	あまりない	時々むせが認められる
3	ない	特に認めない

10 「食事中の食べこぼし」があるという場合

口唇にマヒがあると食物を取り込むとき横からこぼれてしまいます。また完全に口唇を閉じることができないと飲み込むことが完全にできず誤嚥につながります。もちろん発音も不明瞭となります。音楽療法で、口唇・舌・頬の訓練を行うことで改善する可能性があります。⇒本文 p.18 参照

11 「食事中や食後のタン（痰）のからみ」があるという場合

　気管から出てくる分泌物や唾液が、完全に飲み込まれずに咽頭部に残っている状態を「のどにタンがからんでいる」と表現します。摂食嚥下機能の低下が疑われます。

　この状態で歌うと、自身の唾液が気管に流れ込み、咳き込む場合が予想されます。⇒本文 p.68 参照

12 「食事の量（残食量）」が多いという場合

　食べる量の減少は体力の低下を招きます。

　このような高齢者に対しては、音楽療法の時間を短縮したり、疲れない内容を提供するなどの工夫が必要です。⇒本文 p.74 参照

13 「口臭」があるという場合

　唾液の量が減少すると口腔内の自浄作用が低下し、口臭を感じるようになります。また、口腔乾燥症（ドライマウス）が疑われます。

　音楽療法を通じてリラックスしたり、顔・頚(くび)などの体操を行うことで唾液の分泌を促します。⇒本文 p.42・43・50 参照

1	ない	口臭を全くまたはほとんど感じない
2	弱い	口臭はあるが弱くがまんできる程度 会話に影響しない程度の弱い口臭
3	強い	近づかなくても口臭を感じる　会話しにくい 思わず息を止める　顔を背ける

14 「舌、歯、入れ歯などの汚れ」があるという場合

　食物残渣や歯の汚れが存在すると、口腔内の細菌が増加し、唾液も汚染されます。この唾液を誤嚥すると肺炎の原因になります。前歯の部分に汚れが見られる場合は、口唇や頬にマヒがある可能性があります。

　音楽療法で口唇・頬・舌を動かす活動が効果的です。⇒本文 p.42・43・50 参照

1	ある	歯や入れ歯の表面に食べかすが付着している すぐに汚れがわかる程度
2	多少ある	細かい汚れはある よく見ると汚れがある
3	ない	よく見ても汚れがわからない

【口腔の機能】

15「オーラル・ディアドコキネシス」での判定

舌、口唇、軟口蓋の運動速度や巧緻性を評価する方法です。

10秒間に「パパパパ…」「タタタタ…」「カカカカ…」と連続発音してもらい、その回数を10で割り1秒間当たりの回数に換算します。(途中で息継ぎしてもよいことを検査開始時に伝えてください。)

「パパ…」は口唇の動きの評価、「タタ…」は舌の前方の部分の動きの評価、「カカ…」は舌の後方の動きの評価を見るために行われます。

顔の筋肉(表情筋)のマヒの程度や、舌の運動能力をチェックする必要がある音楽家や音楽療法士にとって、大切な評価方法です。⇒本文 p.82・92・97参照

●オーラル・ディアドコキネシスの平均値

	1秒間あたりの回数
「パパパパ・・・」	6.4回/秒
「タタタタ・・・」	6.1回/秒
「カカカカ・・・」	5.7回/秒

●オーラル・ディアドコキネシスの変化について

65歳以上の一般、特定高齢者34人(平均74.2歳)を対象に、「口腔機能向上訓練」の90分コースを6回行った前と後の回数変化が、次のように報告されています。参考にしてください。

	訓練前	訓練後	統計学的有意差
「パ」	5.1 回/秒	5.8 回/秒	あり ($p<0.01$)
「タ」	4.9	5.8	あり ($p<0.01$)
「カ」	4.8	5.5	あり ($p<0.01$)

16「頬の膨らまし」具合で判定

「カラぶくぶくうがい」とは、両頬に空気をめいっぱい入れてその空気を左右に動かすようにすることです。(のどが痛いとき上を向きゴロゴロとのどの奥まで水を貯めて

おこなううがいとは異なります。)

この検査は両頬に空気を入れ頬を「プー」と膨らますように指示して、その状態を評価します。

頬を膨らますことが不十分な場合は、口唇のマヒによる閉鎖不全 (口笛が吹けない)、軟口蓋や舌の後方のマヒや機能不全 (鼻から息が漏れてしまう鼻咽腔閉鎖不全) が疑われます。⇒本文 p.18、82 参照

【その他】

音楽療法の最終目的は日常生活に良い影響を与えることです。セッション中の変化だけを観察するのではなく、日頃の様子を知ることは大切です。そのために家族に話を聞くことも必要です。

17 「音楽療法で好ましい変化が認められた」という場合 ⇒本文 p.74、76 参照

1	食欲	食欲が増した　食事時間が適切になった　食事時の姿勢が良くなった 摂取する食物の種類や固さの幅が広がった　よく噛んで食べるようになった
2	会話	会話の量が増えた　楽しそうに会話するようになった 言葉が聞き取りやすくなった　はっきりとした発音をしようと努力している
3	笑顔	笑顔が増えた　表情が豊かになった
4	その他	認められた好ましい変化を ( ) 内に記入する 例：音楽療法に積極的に参加している　口腔体操、歯みがき等自発的に行っている 　　自分の口の健康、口腔機能向上に興味を持つようになった

18 「生活意識の変化」がみられたという場合 ⇒本文 p.74、76 参照

1	前進	元気になり活動量が増した　積極的、明るくなった　自信を取り戻した 改善された内容を ( ) 内に記入する
2	変化なし	以前と変わりは見られない
3	後退	以前より活動量が減った　消極的、暗くなった　自信を失っている 変化の内容を ( ) 内に記入する

19 「音楽療法の満足度」の程度 ⇒本文 p.74、76 参照

活動内容や選曲などが対象者に不評なことはよくあります。アンケートなどを実施したり、介護職を通じて対象者の気持ちを知る努力は不可欠です。

2　唾液の湿潤度を測定する評価

音楽療法と口腔乾燥症(唾液分泌)の関係は重要です。

口腔乾燥症の高齢者が、音楽療法で歌ったり、みんなと楽しい会話などをしてリラックスすると、唾液の分泌が促され、うるおいのある口腔内を維持することにつながります。

一方、唾液の分泌が減少し、口の中が乾いていると、自浄作用が低下して不潔になります。この状態では、食物を噛み砕き、嚥下することが困難になり、誤嚥の原因になります。また口の中の細菌数が増え、汚染された唾液を誤嚥して、肺炎の原因にもつながるのです。

このような症状を**口腔乾燥症**といいます。原因は、内服薬の副作用や、社会的ストレスなどが原因と言われ、多くの高齢者がこの症状に苦しんでいると報告されています。治療法は対処療法が中心で、保湿剤を口腔内に塗布し、症状を軽減させます。

(ⅰ) キソウェット (KISO サイエンス株式会社) を使用した方法

濾紙(ろし)状の検査紙を舌の表面に接触させ、口腔内の唾液湿潤度を計測する方法です。簡単に使用でき臨床場面で便利です。

この検査方法は口腔内に手指を挿入することになります。舌尖に検査紙を接触させるだけですから危険性はほとんどありませんが、音楽療法士が行うときは、医師・歯科医師・看護師・歯科衛生士・介護福祉士などに確認を得てから行ってください。(キソウェットは、以前発売されていた唾液湿潤度検査紙エルサリボの改良製品として、現在研究用として製造されています。)

●検査条件

検査時間帯	食後1時間以上経過していること　午前10時～11時が目安
計測部位	舌尖から約1cm奥の舌背部中央

●使用方法

10秒法	検査紙を舌背部に10秒間、垂直に接触させ保持する。検査紙を目盛が印刷されている保存記録用シートに挿入し、唾液で湿潤した幅を読み取る。

●判定方法

唾液が湿潤すると検査紙の青色が白くぬける⇒この幅を成績とする	
－	唾液の湿潤が全く認められない
±	唾液は存在するが湿潤は認められない(青線のみ)
＋	明らかに唾液の湿潤が認められる(白くぬける)

●判定の目安

評価	計測幅
正常	3mm以上
境界	2mm～2.9mm
軽度乾燥	1mm～1.9mm
口腔乾燥	0～0.9mm

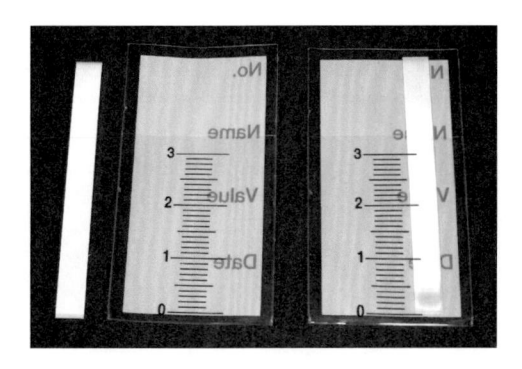

左：未使用のキソウェット
中：保存記録用シート
右：検査後の検査紙をシートに挿入した状態
シートに印刷された目盛で唾液の湿潤幅を計測する

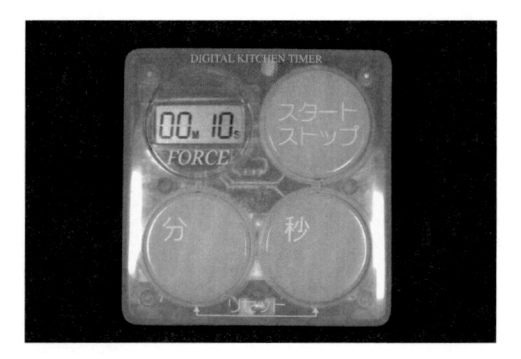

●キッチンタイマー
100円均一店で販売され、1秒単位で設定できるため検査では便利です。

(ⅱ) 口腔水分計ムーカス (株式会社ヨシダ) を使用する方法

　機器の尖端のセンサー部を口腔内に挿入し、口腔粘膜上皮内に含まれる水分量を測定します。

　検査は口腔内に機器を挿入するので、音楽療法士が行うときは医師・歯科医師・看護師・歯科衛生士・介護福祉士などに確認を得てから行ってください。

●検査方法

計測部位	舌尖から約1cm奥の舌背部、口角から約1cm奥の頬粘膜
計測方法	機器の尖端に感染防止カバーを装着し、舌背部や頬粘膜などの計測部位に約200gで加圧、2秒後に結果が表示される

●判定の目安 (舌尖から約1cm奥の舌背部)

水分量 (%)	判定の目安
30% 以上	正常
29.0 〜 29.9%	境界値
27.0 〜 28.9%	軽度乾燥
25.0 〜 26.9%	中度乾燥
24.9% 以下	重度乾燥

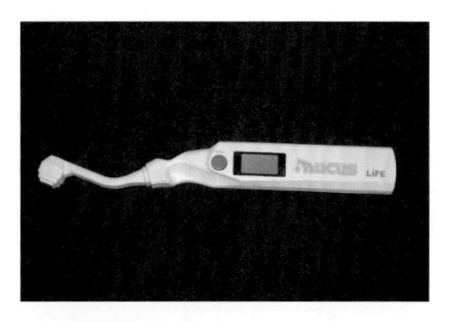

口腔水分計ムーカス
左端が口腔内に挿入するセンサー部分

3　口臭を測定する評価

　口腔内の健康状態を評価するため口臭を計測する必要もあります。唾液の分泌が減少し口腔内が不潔になると口臭を感じるようになります。これは唾液による自浄作用が低下するためです。

　病院などで使用する専門的な機器から家庭用までさまざまな口臭計測器が製造されています。手軽に購入できる家庭用口臭測定器を紹介します。

ブレスチェッカー（タニタ製）

　センサー部分に息を吹きかけ約3秒で計測ができます。6段階の簡単な表示のため結果の統計学的分析には不適ですが、目安として利用できます。

　危険が伴う検査方法ではありませんが、音楽療法士が行うときは医師・歯科医師・看護師・歯科衛生士・介護福祉士などに確認を得てから行うのが賢明です。

●判定表示

表示	口臭の程度
0	口臭は感じない
1	弱い口臭を感じる
2	口臭を感じる
3	強い口臭を感じるときがある
4	強い口臭を感じる
5	非常に強い口臭を感じる

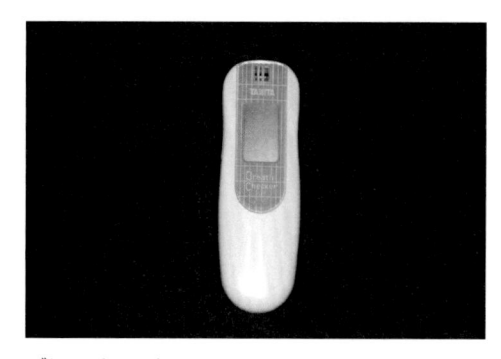

ブレスチェッカー
上部の穴は息を吹き込むセンサー部分

4　口唇の動きを測定する評価

　口唇はすぼめるより横に広げる方が難しいのです。口唇の動きは、音楽療法を行った後、口唇がどのくらい横方向に広げられるようになったかを計測します。

　1カ月に1回程度計測して、変化を記録すればよいと思います。

　危険が伴う検査方法ではありませんが、音楽療法士が行うときは医師・歯科医師・看護師・歯科衛生士・介護福祉士などに確認を得てから行うのが賢明です。写真は平常時の口唇と横に広げた状態です。

　　a：平常時 (mm)　　　b：広げた状態 (mm)
変化率 (%)=(b − a)/a × 100

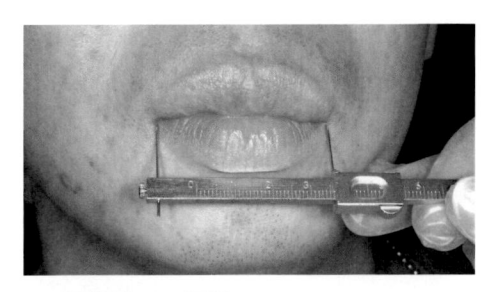

a：平常時の口唇幅
平常時の口唇の口角間をノギスで計測します。

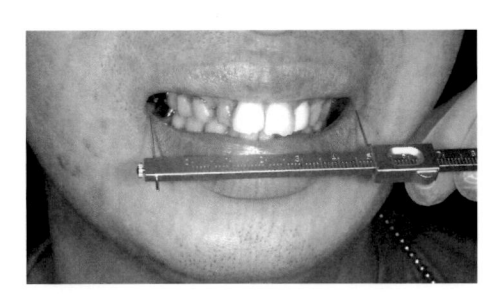

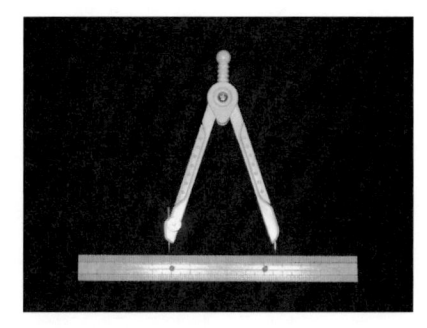

100円均一店で販売されているコンパスとものさしノギスの代わりに応用できます。

b：口唇をできる限り横に広げた状態
横方向にできるだけ広げ、長さをノギスで計測します。前記の式で変化率を算出します。一定期間音楽療法を行い、その前後で変化率が向上（例えば10％→15％）すれば、口唇の機能が改善されたと考えられます。

5 リコーダー演奏を応用した口腔機能評価

　リコーダーはシンプルな楽器ですが、歌口のくわえ方、息の吹き込み方、指で孔を的確に塞ぐなど多くのテクニックが必要です。特に息を吹き込むことは、口唇・頬・舌・軟口蓋などにマヒが残っている人の口腔機能改善につながります。

　著者が実施しているソプラノリコーダー演奏の観察ポイントとその評価方法を示しますので参考にしてください。また演奏の前後で録音を行い、その変化を記録することも大切です。

●ソプラノリコーダー演奏が適する障害とその症状の一例

障害名	症状
脳卒中後遺症	口唇や頬などの表情筋・舌にマヒが残存
鼻咽腔閉鎖不全 （びいんくうへいさふぜん）	軟口蓋（上顎の後方部分）にマヒがあり口腔と鼻腔を遮断することができないため、常に息が鼻にぬけるため発音が正確にまたは全くできない

●手指に障害がある場合の対処方法

1	指孔をセロテープで塞ぎ吹くことだけに専念する
2	左指で塞ぐ孔を右指で塞ぐ
3	片手で演奏できるハンディキャップリコーダー（全音製）を使用する （この楽器は各々の障害に合わせて完全受注で製作される）

●ソプラノリコーダー演奏の観察ポイントと評価法
(◎で示した技術的要素は特に大切)

(作成:甲谷 至)

音	使用する指	難易度	マスターしなくてはいけない技術的要素と観察項目	評価	練習曲
オープンホール	使用せず	1	・楽器をかまえる ・指孔と指の関係を確認する ・歌口をくわえる ・息を吹き込む	できる できない できる できない できる できない できる できない	
ソラシド	左手親指 人差し指 中指 薬指	2	・歌口をくわえる ◎歌口の横から息がもれないように吹く ◎鼻から息がもれないように吹く ・指孔を完全に塞いで吹く ・息を勢いよく吹き込む(強い音) ◎息をゆっくりと吹き込む(ソフトな音) ・短い音を吹く ・長い音を吹く ・タンギングをする(TuTuTu…と音を切るように)	できる できない できる できない できる できない できる できない できる できない できる できない できる できない できる できない できる できない	ホタル来い おちゃらかほい
高いドレミ	右手人差し指 中指を追加	3	・指孔を完全に塞いで吹く(半分開く指使いを含) ◎のどを細くして息を勢いよく吹き込む(強い音) ◎のどを細くして息をゆっくりと吹き込む(ソフトな音) ・短い音を吹く ・長い音を吹く ・タンギングをする(TuTuTu…と音を切るように)	できる できない できる できない できる できない できる できない できる できない できる できない	カエルの合唱
ファミ	右手人差し指 中指を追加	4	・楽器をかまえる ・指孔と指の関係を確認する ◎指孔を完全に塞いで吹く ◎のどを太くして息をゆっくりと吹き込む ・短い音を吹く ・長い音を吹く ◎音がひっくり返ったとき息をゆっくりと弱く吹き込み修正する	できる できない できる できない できる できない できる できない できる できない できる できない できる できない	ホタル来い おちゃらかほい 春が来た 虫の声
レド	右手薬指 小指を追加	5	・楽器をかまえる ・指孔と指の関係を確認する ◎指孔を完全に塞いで吹く ◎のどを太くして息をゆっくりと吹き込む ・短い音を吹く ・長い音を吹く ◎音がひっくり返ったとき息をゆっくりと弱く吹き込み修正する	できる できない できる できない できる できない できる できない できる できない できる できない できる できない	雨降り 1月1日 たき火 たなばた 月 バラが咲いた

付録 評価方法

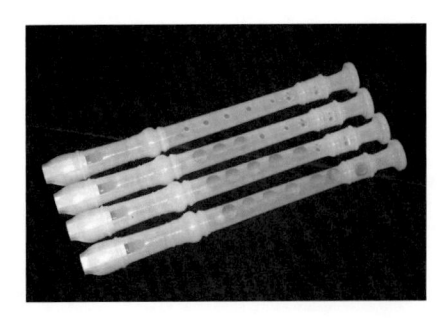

●訓練に利用するソプラノリコーダー
(100円均一店でも販売されていて手軽です)

●指孔を調整したリコーダー(上から順に)
指にマヒがない人に使用する一般の楽器
左手4カ所の指孔をシールで塞ぎ、ソの音が出るようにした楽器
左手4カ所、右手2カ所をシールで塞ぎ、ミの音が出るようにした楽器
左手4カ所、右手4カ所をシールで塞ぎ、ドの音が出るようにした楽器

6 発音の明瞭度・スピードなどの評価

　話をするとき、舌を適切な部位(上顎前歯の裏側・口蓋の前方など)に接しながら発声することは重要です。この働きが不十分だと聞きやすい明瞭な発音はできません。

　「パタカラ・パタカラ」、「パンダのたからもの」と発音してもらい、その状態を判定します。その他「パ行・バ行・マ行」、「タ行・ダ行・ナ行」、「カ行・ガ行」、「ラ行」を含む言葉を発音してもらい判定します。⇒p.97参照

「パ行」　上下の唇をしっかり閉じ、勢いよく息を外に排出する
「タ行」　舌尖を上顎前歯および歯肉部に圧接させて発音する
「カ行」　奥舌(舌の後方部分)の挙上運動で発音する
「ラ行」　舌を上方にくるっと丸め、上顎前歯の少し後方に圧接させて発音する

「パンダのたからもの」と発音したときの不良な発音と原因を示します。

「パ」が「ファ」に聞こえる‥‥口唇の閉鎖不全
「パ」が「マ」に聞こえる‥‥軟口蓋(上顎の後方部分)の挙上不全
「ダ」が「ア」に聞こえる‥‥舌尖の挙上不全
「ダ」が「ナ」に聞こえる‥‥軟口蓋の挙上不全
「の」が「お」に聞こえる‥‥舌尖の挙上不全
「か」が「あ」に聞こえる‥‥奥舌の挙上不全
「ら」が「あ」に聞こえる‥‥舌尖の挙上不全
「も」が「お」に聞こえる‥‥口唇の閉鎖不全

　発音のスピードの評価は、オーラル・ディアドコキネシスの検査を行うことで評価できます。⇒本文p.143・147参照

　評価は訓練の前後で録音して比較することが必要です。

文 献

Part 1
(1) 斎藤一郎：歯科医師・歯科衛生士のためのアンチエイジング医学入門．永末書店、京都、54-94、2007
(2) 犬童文子：魔法の美顔エクササイズ．幻冬舎、東京、49-92、2007
(3) 宝田恭子：オーラル宝田メソッド．朝日新聞社、東京、32-68、2007
(4) 坂井建雄、河原克雅：人体の正常構造と機能　Ⅹ運動器．日本医事新報社、東京、90-91、2007
(5) 金子芳洋、千野直一、才藤栄一：摂食嚥下リハビリテーション．医歯薬出版、東京、175-185 195、1998
(6) 小森谷清、菊永良枝　共編：BGMのすべて．全音楽譜出版社、東京、246-247、1992

Part 2
(1) 松田裕子、近藤いさを、波多江道子：歯ブラシ事典．学建書院、東京、1-129 201-204、2004
(2) 角保徳、植松宏：5分でできる口腔ケア．医歯薬出版、東京、2-23、2005

Part 3
(1) 花田信弘、井田亮、野邑浩美：むし歯・歯周病　もう歯で悩まない．小学館、東京、17-36 93-97、2007
(2) 小島愛子：成人看護学15　歯・口腔疾患患者の看護　第10版．医学書院、東京、100-110、2005
(3) 金子光、小林冨美栄：成人看護学9　歯・口腔疾患患者の看護　第5版．医学書院、東京、57-64、1986
(4) 全国歯科衛生士教育協議会：最新歯科衛生士教本　高齢者歯科．医歯薬、東京、30-43、2004
(5) 本間敏道、小杉真由美：すぐわかる口腔ケア．本の森、東京、30-37、2007
(6) 宮崎秀夫、八重垣健：口臭ケア　要介護者の快適な生活のために．医歯薬出版、東京、12-59、2003
(7) 中川洋一、斎藤一郎：ドライマウス診療マニュアル．永末書店、京都、12-57、2005

Part 4
(1) 向井美恵、鎌倉やよい：摂食嚥下障害の理解とケア．学習研究社、東京、1-13、2003
(2) 新庄文明、植田耕一郎、他：介護予防と口腔機能の向上 Q&A．医歯薬出版、東京、1-90、2006
(3) 福祉士養成講座編集委員会：新版介護福祉士養成講座　資料編．中央法規、東京、60-61、2007
(4) 篠崎良勝、塩野谷高司：ホームヘルプと医行為．萌文社、東京、22-25、2007
(5) 日本音楽療法学会：第6回日本音楽療法学会学術大会要旨集．日本音楽療法学会、東京、2006
(6) 日本音楽療法学会：第7回日本音楽療法学会学術大会要旨集．日本音楽療法学会、東京、2007

Part 5
(1) 坂井建雄、河原克雅：人体の正常構造と機能　Ⅲ消化管．日本医事新報社、東京、4-19、2003
(2) 向井美恵、鎌倉やよい：摂食嚥下障害の理解とケア．学習研究社、東京、1-13、2003
(3) 新庄文明、植田耕一郎、他：介護予防と口腔機能の向上 Q&A．医歯薬出版、東京、1-90、2006
(4) 福祉士養成講座編集委員会：新版介護福祉士養成講座　資料編．中央法規、東京、60-61、2007
(5) 篠崎良勝、塩野谷高司：ホームヘルプと医行為．萌文社、東京、22-25、2007
(6) 介護予防に関するテキスト等調査研究委員会：介護予防実践ハンドブック．社会保険研究所、2002

Part 6
(1) 金子芳洋、向井美恵：食べる機能の障害 その考え方とリハビリテーション．医歯薬出版、東京、114-129、1987
(2) 金子芳洋、千野直一、才藤栄一：摂食嚥下リハビリテーション．医歯薬出版、東京、1998

(3) 福田義子：ぜんそく児のための音楽療法．診断と治療社、東京、1-27、2001
(4) 道健一：言語聴覚士のための臨床歯科医学・口腔外科．医歯薬出版、東京、31-38、2000
(5) 本多知行：医師・歯科医師のための摂食嚥下障害ハンドブック．医歯薬出版、東京、38-100、2000
(6) 東京都高齢者研究・福祉振興財団：口腔ケアのアクティビティ．ひかりのくに、大阪、15-70、2006
(7) 藤岡和賀夫：懐かしい日本の言葉．宣伝会議、東京、210-213、2003
(8) 野ばら社編集部：日本のうた 第4集 昭和（三）40～53年．野ばら社、東京、252-253、2000

Part 7

(1) 東京都高齢者研究・福祉振興財団：口腔ケアのアクティビティ．ひかりのくに、大阪、15-70、2006
(2) R.T.Floyd , Clem W.Thompson：Manual of Structural Kinesiology． The McGraw-Hill Companies Inc,2001.
（中村千秋、竹内真希訳：身体運動の機能解剖．医道の日本社、神奈川、2005.）
(3) Robert S.Behnke：Kinetic Anatomy． Human kinetics Inc, 2006.
（中村千秋、渡部賢一訳：キネティック解剖学．医道の日本社、神奈川、2007.）
(4) James H.Clay ,David M.Pounds：Basic Clinical Massage Therapy．
Lippincott Williams & Wilkins Inc,2003.
（大谷素明訳：クリニカルマッサージ．医道の日本社、神奈川、2007.）
(5) 河合良訓：肉単 語源から覚える解剖学英単語集[筋肉編]．（株）エヌ・ティー・エス、東京、2007.
(6) 坂井建雄、宮本賢一、小西真人、他：人体の正常構造と機能 運動器．日本医事新報社、東京、2007.
(7) 野ばら社編集部：みんなが歌う274曲．野ばら社、東京、212-213、1999
(8) 浅野純 編：歌謡曲のすべて．全音楽譜出版社、東京、68 222-213 270、1996
(9) 浅野純 編：フォークソングのすべて．全音楽譜出版社、東京、48、2006
(10) 野ばら社編集部：日本のうた 第4集 昭和（三）40～53年．野ばら社、東京、252-253、2000

付録

(1) 口腔機能の向上についてのマニュアル研究班(主任研究者：植田耕一郎)：口腔機能の向上マニュアル～高齢者が一生おいしく、楽しく、安全な食生活を営むために～．厚生労働省、2006
(2) 米田文、清水けふ子、菊谷武：介護予防事業における口腔機能向上プログラムの効果．老年歯学、22 233-234、2007.

おわりに

「衰(おとろい)や 歯に喰いあてし 海苔の砂」

　この俳句は江戸時代の巨匠、松尾芭蕉の作品です。
　砂が混じった海苔をガリッと噛んだところ、歯がぐらぐらになってしまい体の衰えを感じたという内容です。この句を作ったのは芭蕉48歳の時。たぶん歯槽膿漏が進行し、歯が少しぐらついていたのではないでしょうか。今でこそ歯槽膿漏の治療法や予防法は確立していますが、江戸時代にはなかったのでしょう。昔から歯の病気で苦労した人は少なくなかったと思います。

　句聖のあとを恐縮ですが、私も一句作ってみました。
　「白い歯が はずむ歌声 引きつける」
　お粗末でした。

　みなさんは本書から「口の健康と音楽の関係」についてさまざまな思いや考えを持たれたと思います。
　地域での高齢者サロンや集会での音楽活動、そして病院や施設で行われる音楽療法。そこでは必ず「歌う活動」があります。みんなの耳目は、音楽療法士(リーダー)の口の表情・動き・声に集中します。音楽療法士にとって口は、表情の最大のチャームポイントであり、音楽表現ツールであり、仕事道具です。そして、セッションの参加者たちも歯の調子が悪かったり口に病気があっては、絶対に楽しく歌えません。良い時間がもてるかどうかは、音楽療法士と対象者みなさんの「口の健康」に左右されるといっても過言ではないでしょう。
　「口は歌の扉であり、心を開く扉」なのです。音楽療法士が、自分の口と対象者の方々の口の健康を気遣うことは、職務の第一歩と言えます。

さらに、口唇、頬、あご、舌、のどなどの器官の筋肉を日頃から意識的に使って鍛えることは、しっかりした咀嚼、正しい嚥下を促し、結果として何歳になっても口からものを食べる生活を持続させることになります。それは身体の栄養の改善、運動器の機能向上と切っても切れない関係にあります。咀嚼力・嚥下力は、年齢によって低下するばかりでなく、日々の心がけと訓練次第で機能を高めることができる能力なのです。その正しい嚥下が「誤嚥性肺炎」を予防し、寝たきりの生活にならないための出発点であることは本書でも繰り返し述べました。まことに**「口は命の入り口」**なのです。

　このように**音楽的にも、社会的にも、医学的にも、口が果たす役割は他の器官に勝るものがあります**。このことは強調してもしすぎることはありません。それにもかかわらず、これまで音楽療法にとって、口は論ずるに足らない器官でした。「音楽を受けとめるのは、脳や心である」と考えられてきたからです。究極的にはその通りです。しかし「脳や心」も「口」の影響下にあります。相手が心を開くも閉じるも、伝え方ひとつであり、伝える人の口の表情や歯や息づかいや声色や発音の善し悪しが大きなカギを握っています。口は随意筋からできています。言葉を伝え、表情を作るのは意志による随意筋の力です。また一方、今やみんなが音読を見直し、口を動かして脳に刺激を与えることを快いとする習慣が広がってきました。これは、口の随意筋の活性化が脳や心に良い影響を与えることを、感覚的・経験的にではあれ、実感できているからでしょう。

　音楽療法においても、口の機能を見直し口の随意筋を正しく鍛えることが、対象者の心を開き、互いに心の通う音楽時間を作り、脳や心への新たなアクセスを切り開いていくものになると考えられます。

　ぜひ今後は、口が持つ命の深い働きを見直しながら、「口を使う専門職としての音楽療法士」という自覚を持たれますよう、筆者は歯科医として口腔専門の立場から応援しております。本書が

そのための参考となれば光栄です。

　最後に、本書をまとめるにあたり多くの方々の援助をいただきました。

　臨床現場では神奈川リハビリテーション病院歯科口腔外科の歯科衛生士、佐藤美枝子さん、亀井志のぶさん、冨岡正子さんに感謝いたします。

　また愛名やまゆり園診療室歯科衛生士の土屋久美子さん、厚木精華園診療室歯科衛生士の藤原絹代さんに感謝いたします。

　楽譜作成にあたり協力していただいた音楽療法士の斎藤由美子さん、写真の撮影に際しアドバイスを頂いた医学写真学会理事長で神奈川リハビリテーションセンター写真室の細谷晃宏さんに感謝いたします。撮影掲載に同意していただいた患者様に感謝いたします。

　さて『歌うことが口腔ケアになる』。この書名は、音楽療法書でも医学書でもおそらく前代未聞のタイトルでしょう。しかし、あえてこう言い切ることが歯科医師で音楽療法士である私の使命だと確信しています。その本質を理解し、出版してくださったあおぞら音楽社の北島京子さんに感謝いたします。

甲谷　至

甲谷 至（こうや・いたる）

歯科医師
神奈川リハビリテーション病院歯科口腔外科部長
日本障害者歯科学会認定医
日本音楽療法学会認定音楽療法士

　1955年東京生まれ。日本大学歯学部卒業。日本大学歯学部第1口腔外科助手、相模原南病院歯科を経て、1994年より神奈川リハビリテーション病院医長、1999年同副部長、2004年より現職。知的障害者、頭部外傷による高次脳機能障害者、脳卒中後遺症患者、頚髄脊髄損傷患者などの歯科治療を行う。

　音楽療法の臨床を、高齢者を対象に相模原南病院、1994年からは高齢知的障害者を対象に厚木精華園において歯科治療と並行して実践中。

　主要論文に「脳卒中患者のリハビリテーションとして行われた和太鼓療法の有効性について（第2報）」日本音楽療法学会誌 vol.4(2) 2004.「左半側空間無視に対する音楽療法により歯みがきが改善した1例」日本音楽療法学会誌 vol.4(1) 2004.「脳卒中患者のリハビリテーションとして行われた和太鼓療法の有効性について（第1報）」日本音楽療法学会誌 vol.3(1) 2003.「精神遅滞者に対するコミュニケーション作りのための能動的音楽療法について」障害者歯科学会誌 vol.20(1) 1999.「口腔に神経線維腫の発現をみた von Recklinghausen 病の2症例」日本口腔外科学会誌 vol.32(6) 1986. など。

　所属学会は日本音楽療法学会、日本障害者歯科学会、日本老年歯科医学会、日本口腔ケア学会、日本抗加齢医学会、日本医学写真学会。

　幼時よりレッスンを始めたオルガン音楽を愛好し、とりわけカール・リヒター（パイプオルガン）とジミー・スミス（ジャズオルガン）を崇拝する。4台の電子オルガンとフルートを所有し演奏研鑽中。一眼レフとセミ版カメラでの写真撮影が趣味。

　著作に、『歌って気づく！フレイルと認知症〜音楽療法で口から診断・予防します』（2018年　あおぞら音楽社）がある。

　さまざまな学会や音楽療法研究会での講座、歯科医師会や歯科衛生士会での講演、自治体主催の介護予防講座などで講師を務めている。

音楽療法士のための「介護予防」実践BOOK
歌うことが口腔ケアになる　科学的エビデンスに基づく歌唱リハビリ

2008年 9月10日　　第1刷発行
2024年11月15日　　第7刷発行

著　者　　甲谷 至

発行者　　北島 京子
発行所　　有限会社 あおぞら音楽社
〒136-0073 東京都江東区北砂 3-1-16-308
電話 03-5606-0185　FAX 03-5606-0190
http://www.aoisora.jp/　E-mail info@aoisora.jp
振替 00110-3-573584

●表紙装丁・本文デザイン・DTP／中村デザインオフィス
●本文図版・イラスト／中村デザインオフィス
●楽譜浄書／MCS
●刷版・印刷・製本／株式会社日興印刷

JASRAC 出 0810149-801

乱丁・落丁本はお取り替えいたします。
※この本の一部または全体を無断で複写（コピー）することは、法律に定められた場合を除き、著作者および出版社の権利侵害となります。あらかじめ小社に承諾をお求めください。

©2008　Itaru Kouya
Printed in Japan
ISBN978-4-904437-01-8 C 3073　　定価は表紙に表示してあります。